口腔住院医师专科技术图解丛书

总主编　樊明文　葛立宏　葛林虎

简明直丝弓矫治技术图解

主　编　陈建明

编　者（以姓氏笔画为序）

李艳虹（广州医科大学口腔医学院）

张先跃（广州医科大学口腔医学院）

陈建明（广州医科大学口腔医学院）

姜　盼（广州医科大学口腔医学院）

郭宇娇（广州医科大学口腔医学院）

郭陈琳（福建医科大学口腔医学院）

谢跃强（广州医科大学口腔医学院）

人民卫生出版社

图书在版编目（CIP）数据

简明直丝弓矫治技术图解 / 陈建明主编. —北京：人民卫生出版社，2016

（口腔住院医师专科技术图解丛书）

ISBN 978-7-117-21796-5

Ⅰ．①简…　Ⅱ．①陈…　Ⅲ．①口腔正畸学－图解　Ⅳ．①R783.5-64

中国版本图书馆 CIP 数据核字（2015）第 312351 号

| 人卫社官网 | www.pmph.com | 出版物查询，在线购书 |
| 人卫医学网 | www.ipmph.com | 医学考试辅导，医学数据库服务，医学教育资源，大众健康资讯 |

口腔住院医师专科技术图解丛书

简明直丝弓矫治技术图解

主　　编：陈建明

出版发行：人民卫生出版社（中继线 010-59780011）

地　　址：北京市朝阳区潘家园南里 19 号

邮　　编：100021

E - mail：pmph @ pmph.com

购书热线：010-59787592　010-59787584　010-65264830

印　　刷：北京九州迅驰传媒文化有限公司

经　　销：新华书店

开　　本：787 × 1092　1/16　印张：7

字　　数：165 千字

版　　次：2016 年 2 月第 1 版　2023 年 10 月第 1 版第 7 次印刷

标准书号：ISBN 978-7-117-21796-5/R · 21797

定　　价：66.00 元

打击盗版举报电话：010-59787491　E-mail：WQ @ pmph.com

（凡属印装质量问题请与本社市场营销中心联系退换）

口腔住院医师专科技术图解丛书

总　主　编　樊明文（武汉大学口腔医学院）
　　　　　　葛立宏（北京大学口腔医学院）
　　　　　　葛林虎（广州医科大学口腔医学院）

各分册主编（以姓氏笔画为序）
　　　　　　王丽萍（广州医科大学口腔医学院）
　　　　　　朴正国（广州医科大学口腔医学院）
　　　　　　江千舟（广州医科大学口腔医学院）
　　　　　　李成章（武汉大学口腔医学院）
　　　　　　杨雪超（广州医科大学口腔医学院）
　　　　　　张清彬（广州医科大学口腔医学院）
　　　　　　陈建明（广州医科大学口腔医学院）
　　　　　　周　刚（武汉大学口腔医学院）
　　　　　　郭吕华（广州医科大学口腔医学院）
　　　　　　曾素娟（广州医科大学口腔医学院）
　　　　　　张　倩（广州医科大学口腔医学院）

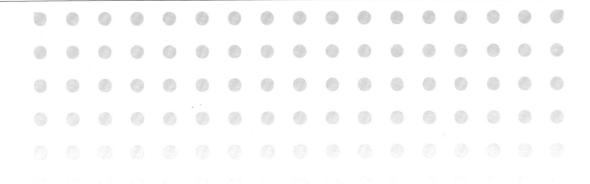

丛书总主编简介

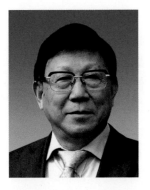

樊明文

武汉大学口腔医学院名誉院长、教授、博导。2013年被台湾中山医学大学授予名誉博士学位。享受国家级政府特殊津贴;国家级有突出贡献专家;国家级教学名师,"中国医师奖"获得者。兼任中华口腔医学会名誉会长、全国高等学校口腔医学专业教材评审委员会顾问、《口腔医学研究杂志》主编等职务。

多年来主要从事龋病、牙髓病的基础和临床研究。共发表论文200余篇,其中SCI收录第一作者或通讯作者论文70篇。2009年获国家科技进步二等奖;主持国家、省、市级科研项目15项,主编专著近20部。培养博士63名,硕士90名,其中指导的两篇博士研究生论文获2005年度全国优秀博士学位论文及2007年度湖北省优秀博士论文。

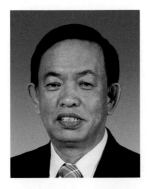

葛立宏

北京大学口腔医学院主任医师、教授、博士研究生导师。中华口腔医学会儿童口腔医学专业委员会前任主任委员,中华口腔医学会镇静镇痛专家组组长,北京市健康教育协会口腔医学专业委员会主任委员,国际儿童牙科学会(IAPD)理事,亚洲儿童口腔医学会(PDAA)理事,亚洲牙齿外伤学会(AADT)副会长。《国际儿童牙科杂志》(JIPD)编委,《美国牙医学会杂志》(中文版)等5本中文杂志编委。国际牙医学院院士,香港牙科学院荣誉院士。

国家级精品课程负责人(儿童口腔医学),国家级临床重点专科"儿童口腔医学"学科带头人,全国统编教材《儿童口腔医学》第4版主编,第2版北京大学长学制教材《儿童口腔医学》主编,北京大学医学部教学名师。近年来在国内外杂志发表学术论文82篇,主编主译著作7部、参编著作8部,主持国家自然科学基金等科研项目13项。指导培养已毕业博士27名,硕士14名。

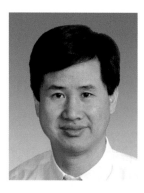

葛林虎

　　现任广州医科大学附属口腔医院院长。教授，主任医师，博士，硕士研究生导师。兼任广州市 3D 打印技术产业联盟副理事长、广东省保健协会口腔保健专业委员会第一届名誉主任委员、广东省口腔医师协会第一届理事会副会长、中华医院管理协会理事会理事，广东省口腔医学会第三届理事会理事、广东省医院协会口腔医疗管理分会副主任委员。担任《口腔医学研究》副主编，《中国现代医学杂志》、《中国内镜杂志》、《中国医学工程杂志》副主编；曾获得恩德思医学科学"心胸血管外科专业杰出成就奖"和"内镜微创名医奖"。

丛书总序

广州医科大学口腔医学院是一所年轻的院校。自创办至今,不足十个年头。10年时间,仅仅是人类历史长河中的一瞬,但作为一所新兴院校,却走过了一段艰难的历程。

办院伊始,一群年轻的学者和有识之士,聚集在当时广州医学院口腔医院的大旗下,排除万难,艰苦创业。随后一批批院校毕业生怀着创业的梦想,奔赴广州。此时他们深深感到,要培养出合格的人才,必须要有一批好教师,而要做一名好教师,首先应该做一个好医生。此时他们迫切感受到需要有一套既具体又实用的临床指导丛书,以帮助年轻医生提高临床专业水平。只有让他们首先完善了自我,才能更好地培训下一代青年。

在这种情况下,由院长葛林虎教授倡议,集中该校的精英力量,并学习足球俱乐部经验,适当聘请一些外援,编写一整套临床专业指导丛书,以指导青年医师学习,同时也可供高年级学生和临床研究生参考。

为了编好这套丛书,武汉大学樊明文教授、北京大学葛立宏教授和广州医科大学葛林虎教授共同精心策划,确定了编写一套"口腔住院医师专科技术图解丛书",其内容涉及牙体牙髓科、口腔修复科、口腔外科门诊、口腔黏膜科、牙周科、儿童口腔科、种植科、正畸科等各专业共11本。

全套书的编写要求以实体拍摄照片为主,制图为辅。力争做到每个临床操作步骤清晰,层次清楚,适当给予文字说明,让其具有可读性、可操作性,使读者容易上手。

为了保证图书质量,特邀请武汉大学牙周科李成章教授、黏膜科周刚教授客串编写了丛书中的两本,图文并茂,写作严谨,易懂易学。整套丛书在写作过程中得到了国内外许多同行的支持和帮助。

为了进一步提高图书的质量,以便再版时更正和补充,我们诚恳地希望各位读者、专家提出宝贵意见。

书成之日,再次感谢参加编写该系列丛书的专家和同仁,希望这套丛书对提高大家的临床技术能起到一些辅助作用。

樊明文　葛立宏　葛林虎

2016 年 1 月

序

陈生向我索序言，
愧无才华意歉然。
借得古人词半句，
逆水行舟苦作船。

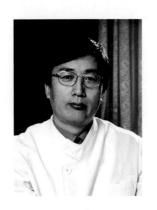

　　这个陈生不是别人，正是自己的得意门生陈建明，想起师徒一起在广州医科大学附属口腔医院打拼的岁月，慨然作叹。时光匆匆过，正畸科已经六年蹒跚，今天可以大踏步地向前进了，这得益于一帮甘于奉献、同甘共苦和共创佳绩的青年人。陈主任三十有二，已经是一个科室主任了，看着他的成长，我这个老主任也就放心了，因为这个团队作风正、有战斗力且团结一致。年轻人有无限的动力和潜能，要充分相信他们有努力就有回报。广州医科大学口腔医院组织编撰系列丛书，要求图文并茂和言简意赅，这也正是陈建明主任的特长所在，所以极力推荐让陈主任组织编撰丛书的正畸分册，今日看到书稿的精美图片和纯熟的文字叙述，快乐满足之感油然而生。古人云，学如逆水行舟，不进则退。看到他的书稿，觉得自己退步了，也深深地感受到"孺子可教也"的成就感。

　　他的心血之著即将付梓出版，在此啰唆一二以鼓励之。

兰泽栋

2015 年 6 月 18 日

前　言

　　口腔正畸学为大学本科毕业后继续再教育课程，口腔医师若要成为专业的口腔正畸医师，一般要经过 3～5 年的正畸专科训练和临床实践。口腔正畸技术种类繁多，例如，MBT 矫治技术、O-PAK 矫治技术、亚历山大矫治技术、TWEED 矫治技术等。这些技术各具特色，部分技术甚至观点迥异，使初学者产生很大的困惑。本书编写以贴近正畸临床为主，其目的在于为广大正畸初学者提供参考。

　　本书分为 4 章 16 节，从基础、诊断、设计及治疗四个方面对直丝弓矫治技术进行简要阐述，并结合了临床病例的经验与教训。基础篇主要从牙齿移动的生物力学出发，分析牙齿移动过程中力学 - 生物学特点及常见牙齿移动的力学机制；以 CBCT 为证据，介绍牙齿移动的界限与生物学基础；介绍功能殆理论以及下颌骨位置、面部美学等正畸治疗热门问题。在诊断篇，通过面部、口内、颞下颌关节、模型、头颅侧位片等检查，介绍临床检查的重点及需注意的潜在问题。在设计篇，通过牙齿移动三维位置设计，阐述牙齿三维控制的常用方法及临床操作要点。在治疗篇，介绍托槽高度定位法的定位要点；托槽直接与间接粘接具体步骤；不同治疗阶段弓丝选择序列及注意事项。

陈建明

2015 年 6 月 18 日

目　录

第一章

基 础

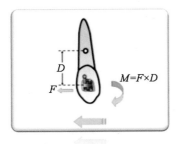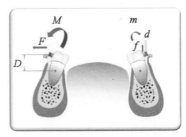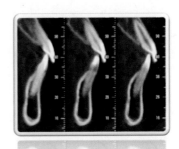

第一节　牙齿移动的生物学基础

牙齿受到机械力作用后发生移动，这种移动伴随着牙槽骨、牙周膜等牙周组织的生物学反应和组织学改建。该过程通常涉及两方面，即力学和生物学。力学方面主要指加载到牙、颌、颅面软硬组织力的大小、时间、方向等；生物学方面是指牙颌系统在力的作用下发生的生物学反应和组织学改建。

一、牙齿移动的生物学基础

1. 牙槽骨的高度可塑性　牙槽骨是高度可塑性组织，也是人体骨骼最活跃的部分。在生理状态下，牙槽骨同样也进行着生理性的吸收和增生，以适应牙齿的生理性移动，这也是正畸治疗所余留的极小拔牙间隙会自动关闭的理论基础。同时，牙槽骨具有受压力吸收、受张力增生的特性，这是错𬌗畸形得以矫正的生物学基础。

当矫治力作用在牙齿上时，受张力侧的牙周膜内成骨细胞活跃，原有的致密骨板层消失，同时，骨小梁的排列方向改变，形成沿矫治力方向垂直排列的新骨，称为过渡性骨。而受压力侧发生破骨活动，以维持牙槽骨的正常厚度。当临床所施加的矫治力大小、时间适当时，压力侧牙槽骨的吸收在固有牙槽骨表面直接发生，称为直接骨吸收。当所施加的矫治力逐渐加大，且持续时间较长时，会引起牙周膜细胞变性、坏死，并进一步引发"潜掘性"骨吸收。

2. 牙周膜内环境的稳定性　牙周膜在正畸治疗牙槽骨的改建过程中发挥着重要作用。在轻力作用下，压力侧的牙周膜受到压缩，相应的牙槽骨发生形变及部分吸收，此时牙齿产生少量移动，直至遇到支撑牙槽骨的阻挡。随着压力侧与牙周膜邻近的牙槽骨的吸收，阻力逐渐消失。而张力侧牙周膜被拉伸，骨质沉积，形成新骨，直至牙周膜恢复正常宽度。因此，牙齿的移动是机械力诱导下牙周组织改建的结果。矫治力去除后，牙周膜纤维经过调整发生再排列与重新附着；改形的牙周膜将牙齿固定在新的位置上，并逐渐恢复正常的牙周膜宽度，牙齿也逐渐在新的位置上稳定下来。

3. 牙骨质的抗压性　牙骨质是构成牙根表层的硬组织，也是维系牙根和牙周组织联系的重要结构。牙骨质具有能够不断新生的特点。在生理情况下，牙骨质不会发生改建和重塑，较固有牙槽骨具有更强的抗吸收能力，这也是正畸治疗时牙齿能够健康地移动的生理学基础。

二、牙齿移动的一般规律

1957 年 Reitan 首先提出牙移动的一般规律：快速（机械性移位）—迟缓—快速（生物学移动）三个阶段。①机械性牙移位阶段：受力后 5～7 天内，牙周膜和牙槽骨受压力后发生弹性改变，牙齿发生机械性移位，此阶段位置变化大，错位牙移动明显；②迟缓阶段：受力后的第 7～21 天，牙无机械性移位，牙位置变化不大，此阶段主要是牙周组织发生生物学反应，为下一阶段的牙移动做准备；③生物学牙移动阶段：加力后第 4 周，经组织学塑建、压力侧透明样变清除，如仍有适当的矫治力，则牙移动再次发生显著变化。

在正畸治疗过程中，生物学阶段往往发生在力学阶段之后，并对力学机制产生影响。正畸治疗中的力学原理远非我们想象的那么单纯，它会受到多种因素的影响。这些因素有些是有利的，有些是不利的；不利因素有些是可避免的，而有些是不可避免的。例如，在对上颌前牙进行控根时，常在上颌前牙区加正转矩。由于生物学改建的滞后，在上颌前牙牙根发生腭向移动之前，整个力学系统中的应力集中很可能在系统薄弱区释放出来（图 1-1）。

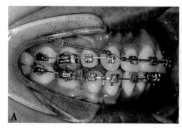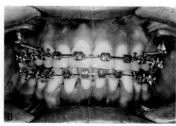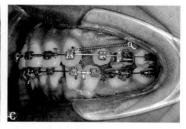

图 1-1　上前牙区加额外正转矩时，往往会出现磨牙腭尖下垂（A、C）、磨牙颊倾（B）

在临床中，常见上颌侧切牙腭向错位病例，如图 1-2 所示，上颌侧切牙与下颌前牙反𬌗、牙体直立、腭侧牙根区稍膨隆。这说明牙冠与牙根均靠近腭侧。正畸治疗不仅要解决侧切牙牙冠腭向错位的问题，也要控制其牙根的位置。开辟间隙后，若过快地将上颌侧切牙排齐纳入牙弓，由于牙根区的生物学改建未能跟上，常出现侧切牙的牙冠已排齐，而牙根仍在腭侧的情况（图 1-3）。若要让侧切牙表达出良好的转矩，在排齐过程中应注意控制矫治力的大小，并在适当的时候施加根唇向移动力偶矩，同时要给牙根区充分的时间进行生物学改建。

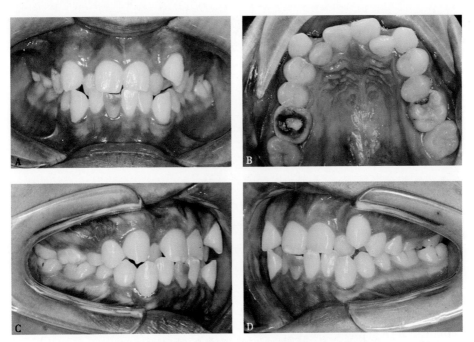

图 1-2　上颌侧切牙腭向错位，牙冠与牙根均靠近腭侧

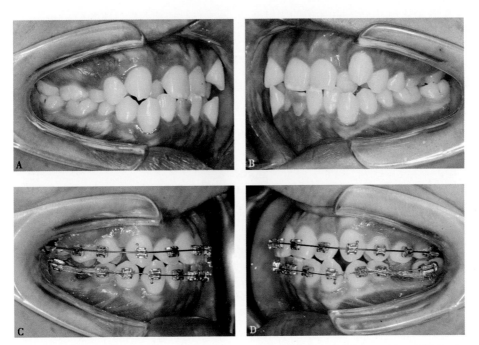

图 1-3　上颌侧切牙排齐过快，牙根区的生物学改建未能跟上，侧切牙的牙冠虽已排齐，但牙根仍在腭侧

　　总之，正畸治疗所涉及的力学系统，并非单纯进行物理力学分析那么简单，还需充分考虑生物学因素的影响。一方面，正畸的力学系统是个不断变化的过程，生物学改建的过程，需要充足

的时间;另一方面,组织发生改建后,其力学系统也随之发生改变。因此,正畸医师在考虑力学机制时,要以动态的思维,结合力学与生物学因素进行考量,才能避免不必要的牙齿移动。

(陈建明 谢跃强)

第二节 牙齿移动的力学系统

正畸力学系统极为复杂,它会受到多种因素影响。同时,牙齿位置处于不断变化的动态过程,其每一个阶段的力学特点都随外界条件的改变而变化。所以我们在分析牙齿移动的方式时,也需要以动态的思维去思考。如果能熟练掌握牙齿移动的机械及生物力学原理,不仅对我们预防或及时发现并纠正矫治过程中出现的意外状况大有裨益,而且也能拓宽我们对于疑难病例分析的视野。

一、牙齿移动的力学机制

牙齿移动的类型通常可分为:倾斜移动、整体移动、压低与伸长、旋转移动及控根移动等。临床上任何类型的牙齿移动都可由单纯的平移与单纯的转动组合而成。在正畸矫治过程中,矫治力只能加载于牙冠上,常引起牙齿的倾斜移动,即平移与转动的复合运动。

阻抗中心与旋转中心

1. 阻抗中心 当力作用于一物体时,该物体周围结构约束其运动的阻力中心,称为阻抗中心(center of resistance,Cres)。阻抗中心通常为阻力的作用点(图1-4、图1-5)。当外界作用力发生变化时,物体的运动趋势可能发生变化,但是其阻抗中心不会改变(图1-6)。如果阻止物体运动的周围结构发生了变化,则其阻抗中心可能发生变化。

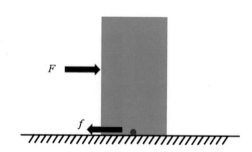

图1-4 当力 F 作用于物体时,物体与地面的接触面产生一阻力 f,阻力 f 的作用中心点为接触面的几何中心,即阻抗中心

牙齿的阻抗中心比较复杂,其周围包绕牙周膜与牙槽骨组织,而且不同部位的阻力不是均匀一致的,单根牙与多根牙的阻抗中心位置也不尽相同。一般情况下,单根牙的阻抗中心位于牙长轴上近牙槽嵴端,为根长的1/2~1/3;多根牙阻抗中心在根分叉下1~2mm(图1-7)。

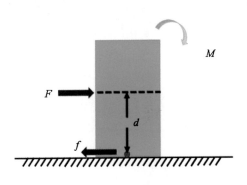

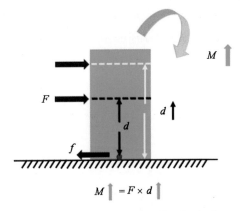

$$M=F\times d$$

图1-5　由于作用力 F 与阻力 f 作用不在同一直线上，物体存在旋转的趋势，其大小用力矩（M）表示：$M=F\times d$，即作用力与力臂的乘积

$$M\uparrow =F\times d\uparrow$$

图1-6　当作用力的位置发生变化时，作用力与阻抗中心间的力臂随之改变，力矩因此变化，从而导致物体旋转的趋势也发生变化

　　当作用力通过阻抗中心时，牙齿产生平行移动；当作用力不通过阻抗中心时，牙齿产生旋转移动（图1-8、图1-9）。

　　通常情况下，牙齿的阻抗中心位置相对稳定，但也会随着周围组织结构的变化而变化（图1-10）。

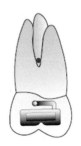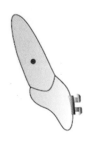

图1-7　单根牙的阻抗中心位于牙长轴上近牙槽嵴端，为根长的 1/2～1/3；多根牙阻抗中心在根分叉下 1～2mm。红色点为牙齿的阻抗中心

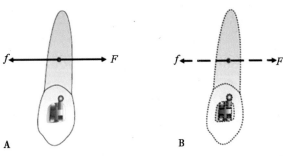

图1-8　当作用力 F 通过阻抗中心时，与阻力 f 在同一直线上，牙齿产生平行移动

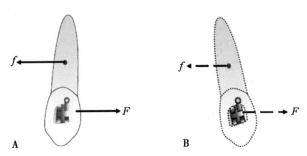

图1-9　当作用力 F 不通过阻抗中心时，与阻力 f 不在同一直线上，两个作用力间就会形成力矩，牙齿产生倾斜移动

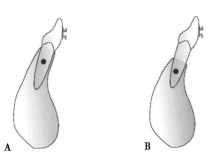

图1-10　牙周组织健康时，牙齿的阻抗中心位于牙长轴上近牙槽嵴端，为根长的 1/2～1/3；当牙槽骨发生吸收时，牙齿的阻抗中心也会向根方移动

2. 旋转中心　物体转动时所围绕的中心，称为旋转中心（center of rotation，Crot）。旋转中心随运动方式变化而改变。由于正畸托槽只能粘在牙冠上，此时作用力与阻抗中心具有一段距离（D），产生力矩（M），牙齿可能产生倾斜移动（图1-11）。如果要让牙齿产生平行移动，则需增加一个大小相等、方向相反的力偶矩（图1-12）。但在临床上很难获得一个大小相等、方向相反的力偶矩。因此，在临床上很难实现牙齿的整体移动，通常牙齿在平行移动过程中伴有旋转移动。

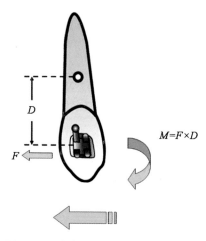

图 1-11　当尖牙向远中移动时，作用力未通过牙齿的阻抗中心，就会产生力矩M，牙齿发生倾斜移动

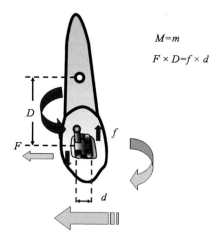

图 1-12　如果要让牙齿产生平行移动，需增加一个大小相等、方向相反的力偶矩

二、常见牙齿移动的力学机制

1. 尖牙远中移动　尖牙轴倾度的控制在正畸治疗中至关重要。尖牙位于牙弓的中段，其位置的变化关乎整个𬌗平面的倾斜度；而且尖牙牙根较长，较难发生整体移动，常需增加额外的反向力矩。而在治疗过程中若出现尖牙过于直立，则会引起前牙的伸长（图1-13～图1-15）。

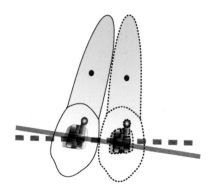

图 1-13　尖牙远中移动过程中，常出现牙轴直立，尖牙做平移与旋转的复合运动

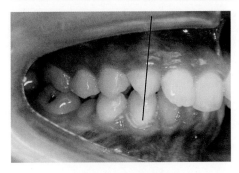

图 1-14　尖牙牙冠向远中倾斜,在治疗过程中容易导致前牙伸长,覆𬌗加深

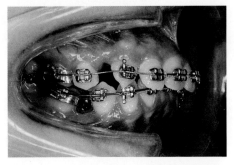

图 1-15　在拔除上颌第一前磨牙的病例中,应注意尖牙的轴倾度,避免牙冠过快向拔牙间隙移动

2. 前牙内收　在内收前牙的过程中若上下前牙内收过度或者过于直立,可直接影响到牙齿的健康与面部的美观。当矫治力作用于上颌前牙牙冠时,对前牙产生一个力矩(M)(图 1-16)。此时,若想达到上颌前牙整体内收的目的,就必须增加一个反向的力矩(m)。由于反向作用力力臂d(d 通常为弓丝的宽度,0.028in,1in = 2.54cm)远小于D(作用力至阻抗中心间垂直距离,一般为 8mm),要让反向力矩大小达到 M,就要增加作用力f的大小,即作用力f要远大于作用力F(图 1-17)。但是,作用力f过大,弓丝要么无法入槽,要么托槽可能会脱落。

D 与 d 通常无法改变,而作用力f也不能无限增加。因此,临床上为了使上颌前牙尽量接近整体移动,最有效的办法就是减小作用力F的大小,即我们通常所说的"轻力矫治"。

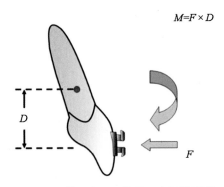

$$M=F \times D$$

图 1-16　作用力(F)作用于上颌前牙牙冠时,对前牙产生力矩(M)

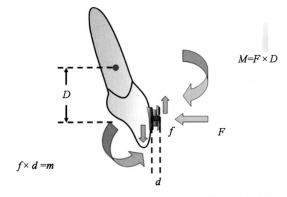

$$M=F \times D$$

$$f \times d = m$$

图 1-17　若要整体内收上颌前牙,需增加反向力矩:$m=f \times d$。由于 D 远大于 d,要使反向力矩大小达到 M,就要增加作用力f的大小,或者减小作用力F的大小

3. 控根　在前牙内收的过程中,为避免前牙过度内收防止转矩的丢失,多数正畸医师会在前牙区加正转矩,以期望达到牙根的腭 / 舌向移动。然而如前所述,在方丝上加转矩,由于其力臂极短,若要让牙根腭 / 舌向移动,所需施加的力值往往较大。而且由于生物学改建的滞后性,在前牙牙根发生腭 / 舌向移动之前,整个力学系统中存在应力集中,且该应力很可能在系统薄弱区(后牙区)释放出来。例如,在上颌前牙区加额外的正转矩时,往往会出现上颌前牙牙冠唇倾、磨牙颊倾、磨牙腭尖下垂等不希望的牙齿移动(图 1-18)。

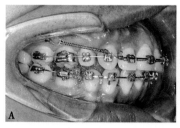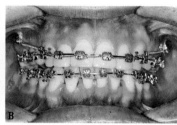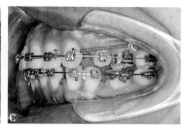

图 1-18　在上颌前牙区施加额外正转矩时，往往会出现磨牙腭尖下垂（A、C）、磨牙颊倾（B）

4.扩弓　当扩弓的矫治力作用于上颌后牙牙冠时，会产生一个力矩（*M*）。此力矩特点为：力臂很长。因此，即使施加较小的矫治力也可能产生较大的力矩，从而使磨牙发生颊向旋转，临床上常表现为磨牙颊倾、腭尖下垂（图 1-19）。

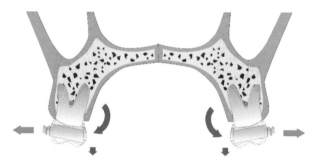

图 1-19　当作用力作用于上后牙牙冠时，产生一个力矩（*M*），
使磨牙发生颊向旋转，导致磨牙颊倾、腭尖下垂

三、牙齿的生理性位置

1. Andrews 六项𬌗标准　　Andrews 医师在研究了 120 例未经正畸治疗的正常𬌗之后，提出了著名的六项𬌗标准，从此 Andrews 六项𬌗标准成为全世界认可的咬合目标。这六项标准涉及：磨牙关系、牙齿近/远中倾斜、牙齿唇（颊）/舌向倾斜、牙齿旋转、牙列间隙和𬌗曲线。

（1）磨牙关系：上颌第一恒磨牙近中颊尖咬合于下颌第一恒磨牙近中颊沟上；同时上颌第一恒磨牙远中颊尖的远中斜面咬合于下颌第二恒磨牙近中颊尖的近中斜面上，上颌尖牙咬合于下颌尖牙和第一前磨牙之间。

（2）牙齿近/远中倾斜：牙齿临床冠长轴与𬌗平面垂线所形成的角为冠角或轴倾角，代表了牙齿的近、远中倾斜程度。临床冠长轴的龈端向远中倾斜时冠角为正值，向近中倾斜时冠角为负值，正常𬌗的牙冠均向远中倾斜。

（3）牙齿唇（颊）/舌向倾斜：牙齿临床冠长轴的唇（颊）-舌向倾斜度称为牙冠倾斜或冠转矩。不同牙齿冠转矩不同，上颌切牙牙冠向唇侧倾斜，而下颌切牙牙冠接近直立。从尖牙开始，上下颌后牙牙冠均向舌（腭）侧倾斜，磨牙比前磨牙的舌（腭）向倾斜程度更大。

（4）牙齿旋转：正常𬌗无不适当的牙齿旋转，后牙旋扭转后占据较多的近远中间隙；前牙正好相反,占据较少的近远中间隙。

(5)牙列间隙:邻面接触正常殆牙弓中相邻牙齿都保持相互接触,无间隙存在。

(6)殆曲线:正常殆的纵殆曲线较为平直,或稍有曲度,下颌 Spee 曲线深度为 0~2.5mm。

2. 磨牙的轴倾　上颌第二磨牙刚刚萌出时,牙冠向远中倾斜,随着牙冠不断萌出,在第一磨牙远中邻面的引导下,逐渐直立并推动上颌第一磨牙远中边缘嵴与下颌第二磨牙近中边缘嵴接触。需注意有时上颌第二磨牙已完全萌出,但其牙冠仍向远中倾斜。但从 Andrews 最佳自然殆模型中,不难发现其上颌第二磨牙为远中倾斜、临床冠中心点位置较第一磨牙高(图 1-20)。

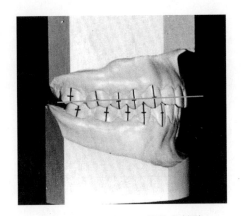

图 1-20　Andrews 最佳自然殆

Andrews 认为正常殆牙列中各牙齿的临床冠中心点处于同一平面上(即 Andrews 平面),提倡在直丝弓矫治技术中,托槽槽沟的中心点应位于牙齿的临床冠中心点。Mclaughlin 的研究表明,多数正常殆临床冠中心点连线并不在同一平面上,如果完全按临床冠中心点定位难以实现平直丝矫治目的。从平直丝矫治完成的优秀病例中,发现并非每颗牙的托槽都位于临床牙冠中心点上。笔者对广州市正常殆青少年的牙颌模型进行研究也发现,所有牙的临床冠中心点连线并不在同一直线上,特别是上颌第二磨牙(图 1-21)。

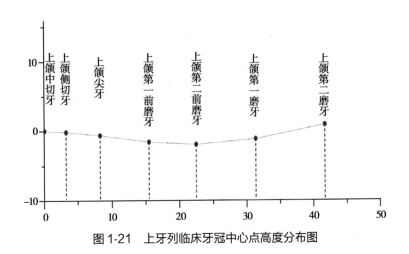

图 1-21　上牙列临床牙冠中心点高度分布图

直丝弓矫治技术教给正畸医师的是用一根根直丝去整平上下颌牙弓。尽管整平下颌牙弓从打开咬合的角度来看是恰当的，然而整平上颌后牙段的𬌗曲线极易造成上颌磨牙支抗的丧失，使拔牙间隙迅速减小。这使正畸医师产生拔牙病例支抗很容易丧失的假象。

相比之下，Tweed、Begg技术通常不会整平上颌后牙𬌗曲线，而是远中倾斜上颌磨牙（图1-22）。上颌后牙适当远中倾斜正是上颌补偿曲线的基本特征。

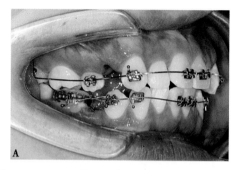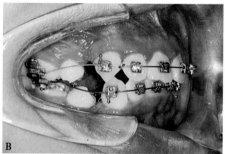

图1-22　Tweed技术以"Ω后倾曲"远中倾斜上颌第二磨牙（A）；Begg技术一般以后倾曲打开咬合

3. 磨牙宽度　磨牙宽度间接反映上下颌骨的横向宽度，一般通过测量上下颌第一磨牙之间的距离来衡量。但前提是第一磨牙须立在基骨中央，且有一定的角度。Andrews在正常𬌗六项标准中提出，在理想正常𬌗中，上颌第一磨牙牙冠颊面存在 −9°的转矩，下颌第一磨牙颊面存在 −30°的转矩。Andrews口腔颌面协调六要素的要素Ⅲ——理想的颌骨宽度，即指在牙齿直立于基骨中央、其角度满足正常𬌗标准的前提下，上颌第一磨牙腭侧近中牙尖的间距与下颌第一磨牙中央窝的间距应基本相等（图1-23）。

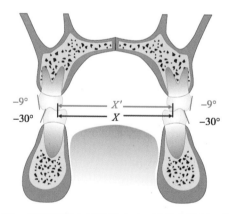

图1-23　在牙齿直立于基骨中央、其角度满足正常𬌗的标准的前提下，上颌第一磨牙腭侧近中牙尖的距离与下颌第一磨牙中央窝的距离应基本相等

Andrews等认为下颌牙弓的宽度是无法改变的，上颌牙弓的宽度须与下颌牙弓宽度相匹配。首先要检查下颌磨牙是否处于理想位置，需要测量下颌第一磨牙牙冠颊面中心点 FA 点与WALA嵴（WALA ridge）的距离。WALA嵴是位于下颌牙槽游离龈与附着龈交界处（即膜龈联合

处)突起的嵴,通常与牙齿旋转中心位于同一水平面上。下颌第一磨牙 FA 点到 WALA 嵴的正常值约为 2mm(图 1-24)。如果这个距离大于 2mm,说明下颌第一磨牙过于舌倾,须将其直立;如果距离小于 2mm,说明下颌第一磨牙过于颊倾,可将其进行一定程度的舌倾。

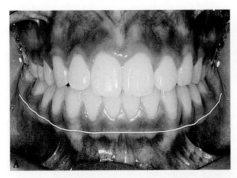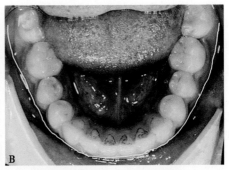

图 1-24　图中线条为 WALA 嵴,是位于下颌牙槽游离龈、附着龈交界处(即膜龈联合处)突起的嵴
A. 正面观　B. 𬌗面观

(陈建明　李艳虹　郭陈琳)

第三节　牙齿移动的界限

一、牙齿移动的界限

临床上,正畸医师通过移动牙齿来达到预期的矫治目标。矫治目标的设定直接关系到牙齿的移动范围,那么牙齿的移动是否有其界限呢?牙齿移动的界限何在?最初,Angle 医师的矫治目标是非拔牙矫治,保留所有牙齿,通过扩弓来排齐牙列。其后,Tweed 医师在早期也严格秉承老师 Angle 的理念,只进行扩弓治疗而不拔牙。后来他发现许多病例治疗后的面型不理想,并且有大量病例复发。经过总结,他提出了拔牙矫治的概念,并明确了牙齿移动的前界:下切牙必须直立于基骨中。Merrifield 进一步丰富了牙弓矫治界限学说,即牙弓大小形态必须和面部肌肉软组织协调,矫正牙齿的移动必须在周围软组织压力允许的范围内进行,否则容易复发。

1. 牙弓前界　不能将牙齿过度扩张到基骨外。

2. 牙弓后界　上颌牙齿不能远移超过上颌结节,下颌牙齿不可超过下颌升支前缘。

3. 牙弓侧界　牙齿不能过度颊向开展以免颊肌的力量导致复发。

4. 牙弓垂直界　牙弓垂直向的改变应在口颌软硬组织允许的正常范围内,否则可能导致灾难性后果。

二、牙齿移动界限的生物学基础

颅、颌、面系统是三维的空间关系,但正畸临床诊疗及术后评价一直在用二维 X 线片进行,具有很大的局限性。锥束 CT(cone beam computed tomography,CBCT)的出现,为牙齿移动的研究提供了有力工具。

1. 前牙区骨质情况 牙齿移动受限最大的区域为前牙区，尤其是下前牙区。CBCT可以很直观地观察前牙区骨质情况（图1-25），为诊断分析设计提供很明晰的信息。

（1）上颌前牙区：上颌前牙唇侧骨质薄，只有少许骨质覆盖，根尖靠近唇侧。在正畸治疗过程中，唇向移动上颌前牙可能导致唇侧牙槽骨吸收，牙根暴露，形成骨开裂。同时，若控根不到位，则容易导致根尖从骨皮质穿出，形成骨开窗。上颌前牙腭侧骨质厚，可允许上颌前牙较大程度的内收。

（2）下颌前牙区：下颌前牙唇侧骨质较薄，舌侧的骨质稍厚。可允许下颌前牙少许直立。因此不管唇倾还是内收下颌前牙都必须格外小心，以免将牙根移出骨皮质。

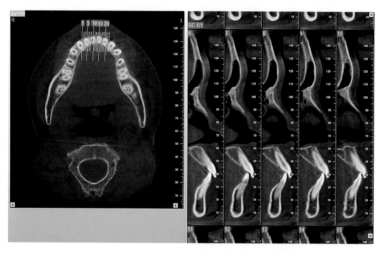

图1-25　CBCT上显示的切牙区牙根与牙槽骨的关系

2. 后牙区骨质情况 上颌后牙区，颊侧骨质较薄，腭侧骨质稍厚（图1-26），在扩弓的过程中应注意牙根的情况。下颌后牙区，颊舌（腭）侧的骨质均较厚，允许下颌磨牙较大范围移动。在Ⅱ类病例中，下颌磨牙常表现为舌倾，为下颌磨牙直立提供空间。

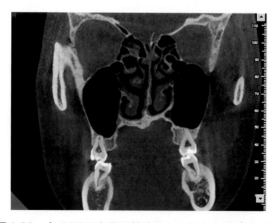

图1-26　在CBCT上显示的磨牙区牙根与牙槽骨的关系

3. 上颌结节区骨质情况　成人上颌结节区,常见阻生的第三磨牙,其远中通常无足够的骨质让上颌第三磨牙萌出(图 1-27)。即使无上颌第三磨牙的情况下,上颌结节的骨质也是有限的(图 1-28)。青少年的上颌结节区常可见第三磨牙的牙胚,第三磨牙远中的骨质通常也非常有限(图 1-29)。因此,远中移动上颌磨牙是有限度的。

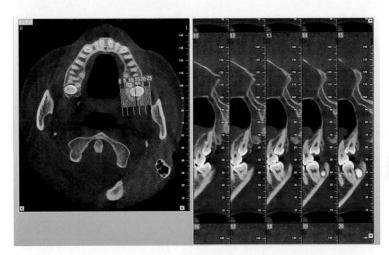

图 1-27　成人上颌结节区,常见第三磨牙阻生,其远中的骨质通常不足以让上颌第三磨牙萌出。左侧上颌第三磨牙的牙根紧贴上颌结节后壁

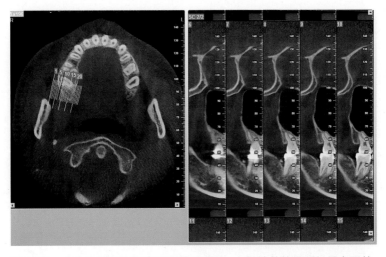

图 1-28　成人上颌结节区即使无第三磨牙,上颌结节的骨质仍是有限的。右侧上颌第二磨牙远中存在少许骨质

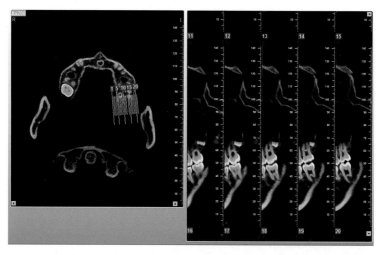

图 1-29　青少年的上颌结节区常可见第三磨牙的牙胚,包绕其远中的骨质通常也非常有限

(陈建明)

第四节　功　能　殆

正畸治疗不仅要达到最大牙尖交错咬合,更重要的是在稳定的下颌位置上建立与颌位相协调的功能咬合关系,以保证口颌系统的健康和治疗效果的稳定。因此,本节以功能殆为基础,探讨与正畸治疗相关的内容,为临床提供参考。

一、正中关系位与正中颌位

髁突保持其在关节窝内最上、最前位时可做铰链运动,铰链运动可使切牙降颌 18～25mm,此运动范围内下颌相对于上颌的位置关系称为正中关系(centric relation,CR)。CR 不是一个固定的颌位,而是在铰链开口度范围内下颌对上颌位置关系的范围,在铰链运动范围均为 CR 位。

正中颌位(centric occlusion,CO),是指上、下颌牙列达到最广泛、最紧密咬合接触状态时,下颌相对于上颌的位置。正中颌位以牙尖交错殆为前提,随牙尖交错殆的存在、变化、消失而存在、变化、消失。

正常状态下,闭口运动时,下颌沿升颌肌群作用的方向向前上运动。咬合至刚有牙齿接触,正好就是牙尖交错位时,说明颌位和牙尖交错位完全吻合,CR 位与 CO 位为同一个位置。如果下颌闭合到刚有咬合接触时,仅有个别牙接触。这些个别接触的牙引导下颌闭合到异常的正中颌位上,此状态称为 CR 位与 CO 位不一致。如果 CR 位与 CO 位不调,当上下牙列尚未咬合,处于开口状态时,髁突还有可能由于升颌肌群的作用维持在关节窝的正常位置;当牙齿咬合并试图达到 CO 时,下颌受个别早接触牙齿的诱导,迫使髁突在关节窝内发生移位,髁突偏离CR 位。

有研究发现，大部分人 CR 位与 CO 位不调，当这种不调较小（CR 与 CO 相差＜1mm），不影响正常咬合功能。而当 CR 与 CO 不调量大于 2mm 时，则被认为可能影响治疗计划的制订，同时建议使用𬌗架来辅助诊断。某些错𬌗畸形患者的 CR 与 CO 一致性差异较大，髁突在关节窝中的位置异常，通常表现为髁突向前下、向下或向后下方移位，此时患者可表现为颌位异常（双重咬合或多重咬合）、颞下颌关节功能障碍等。

二、功能𬌗

正畸治疗结束后，正畸医师最关心的莫过于疗效的稳定性。Roth 医师认为 CR 与 CO 不调是导致正畸复发的重要原因之一。因此，他提出了正畸治疗应建立在动态咬合目标基础之上，即功能𬌗（functional occlusion）理念，其核心思想认为：

1. 闭口时髁突处于 CR 位，所有后牙均匀广泛地同时接触，前牙轻接触。

2. 切牙具有足够的临床牙冠长度，可使前牙达到合适的覆𬌗，下颌前伸运动时，充分的前牙引导使后牙立即脱离接触，利于美观和功能。

3. 下颌进行侧方运动时，工作侧牙齿要有充分的侧方引导接触，非工作侧无接触，尖牙引导𬌗是最理想的侧方引导。

4. 上颌侧切牙较中切牙短，以免造成前伸运动时上颌侧切牙与下颌尖牙之间发生𬌗干扰。

5. 上下颌尖牙牙冠稍向近中倾斜，上颌尖牙的近中舌面与下颌尖牙的远中唇面接触。

6. 下颌磨牙的近中颊尖和前磨牙的颊尖与对颌牙的两条边缘嵴相咬合，而上颌磨牙的近中舌尖和前磨牙的舌尖咬合于对颌牙的中央窝里，上颌第一磨牙的远中舌尖与下颌第一磨牙的远中边缘嵴接触。

三、正畸治疗目标与功能𬌗

正畸治疗目标为功能、稳定、美观与健康。矫治完成后需达到面部美观、中性磨牙关系与良好的尖窝咬合关系、在动态咬合上无咬合干扰、治疗后牙齿排列稳定、牙周支持组织健康。

如果以功能𬌗为矫治目标，那么治疗结束前，就必须检测治疗结果是否已经达到功能𬌗。而并非在矫治器拆除后才考虑功能𬌗这个问题。很多患者在治疗前已存在潜在问题。如果正畸医师在进行治疗前，能敏锐地发现这些问题，则可大大地减少正畸医师及患者的痛苦。

我们必须认识到，大部分患者是儿童，他们具有较强的耐受力及适应能力。同时我们也要认识到，随着年龄的增长，耐受力也逐渐降低。因此，儿童在 14～15 岁期间可以耐受𬌗干扰而无临床症状。但随着年龄的增大，患者的耐受与适应能力降低到一定程度，就可能出现症状。因此，为避免加重患者原有症状，在正畸治疗之前，正畸医师就应该尽可能充分掌握患者的功能咬合状况。

具有潜在问题病例的常见临床体征（图 1-30、图 1-31）：①𬌗磨耗；②广泛的牙齿移位；③牙周萎缩；④关节弹响；⑤开闭口受限；⑥面部肌肉疼痛；⑦无法获取稳定的颌位或获取困难。

如果患者有上述症状，并且下颌运动受限，在治疗之前进行观察是明智之举。在正畸治疗之前可利用咬合板治疗，观察症状能否减轻或消失，同时观察下颌位置的变化。

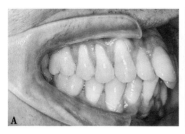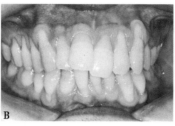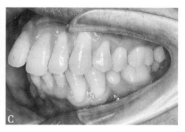

图 1-30　该患者存在严重的牙龈萎缩、牙根暴露、楔状缺损等牙周牙体疾患

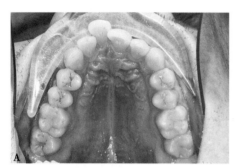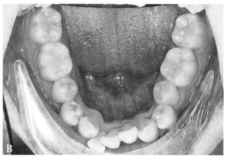

图 1-31　该患者牙周情况与牙周病损不相符，即牙龈组织无明显炎症、无明显牙结石及软垢，但临床上表现为严重牙周疾病，提示该患者可能存在较为严重的咬合问题

　　若患者在治疗前存在明显的牙齿磨耗（图 1-32、图 1-33），建议在制订计划时要充分考虑下颌骨位置是否存在不稳定因素。必要时可以在𬌗架上进行检查（图 1-34），可能会发现咬合早接触点。

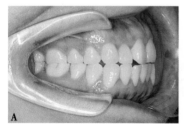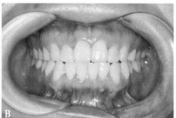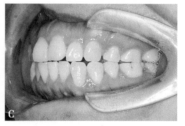

图 1-32　上下颌尖牙、前磨牙、磨牙牙尖存在明显磨耗，磨牙关系为远中尖对尖，前牙咬合关系浅

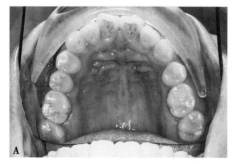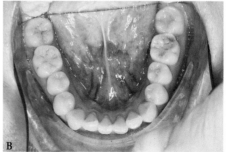

图 1-33　前磨牙𬌗面存在磨耗小面，有的磨牙磨耗小面像镜面一样反光

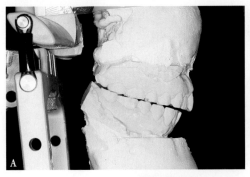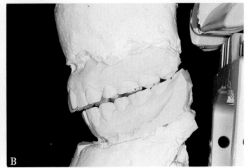

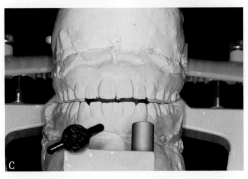

图 1-34   在𬌗架上对咬合进行检查，发现后牙存在早接触，磨牙关系变为完全远中，前牙开𬌗

　　不管出于何种原因，大多数牙医与正畸医师经常忽略因咬合不调引起的症状。认识到关节"弹响"、𬌗磨耗是不正常现象很重要。对于𬌗问题已经存在，但症状还没有出现的病例，我们必须提高警惕。很多颞下颌关节问题在正畸治疗时是可以避免的，至少在治疗之前就应该意识到。

（陈建明）

第五节　面部美学

　　正畸的魅力在于能够改善面部美观，收获会心的微笑。颜面美观作为正畸矫治目标之一，是每一位正畸医师所追求的，也是大多数患者寻求正畸矫治的内在动因。想要达到正常咬合功能范围内的美观目标，正畸医师需要学会进行面部美学评价。

一、侧貌评价的意义

　　正畸治疗既要排齐牙齿和恢复功能咬合，更要注重患者面部容貌的改善。由于正貌给人以平面的感觉，难以体现面部额、鼻、唇、颏特征，而侧貌却能反映这些部位的特征，故侧貌是评价患者面部容貌的重要方面。

　　在颅颌面结构中，对美观影响较大的部位为面下 1/3，即鼻唇颏部的协调程度，这也是正畸所能改善的颜面范围（图 1-35）。是否对面下 1/3 的容貌给予足够的认识和重视,将在一定程度上决定矫治效果的好坏。因此,面下 1/3 容貌评价在正畸诊疗中具有重要意义。

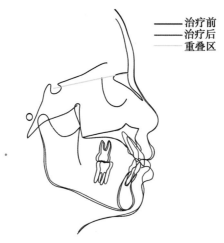

治疗前
治疗后
重叠区

图 1-35　成人矫治前后,面上、中 1/3 基本无明显
变化,而面下 1/3 可因牙齿移动而发生改变

临床研究表明,不管是骨性Ⅱ类还是骨性Ⅲ类病例,上颌骨位置一般正常,而下颌骨位置变化较大。故在评价侧貌时,最好不要以下颌结构作参照（图 1-36）。

本章节推荐相对客观的评价方法——Arnett 侧貌评价法,即在自然头位下,将通过鼻下点（Sn）的自然铅垂线作为评价基准线,评估上下唇及颏部与这条线的距离及相互关系,详见"侧貌软组织美学评估"。如图 1-37 所示,两位患者的上下唇与过鼻下点铅垂线的距离相等,但软组织颏前点则表现较大差异。

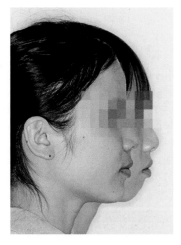

图 1-36　面上、中 1/3 基本无明
显差异,而面下 1/3 因软组织颏
部而表现出不同侧貌

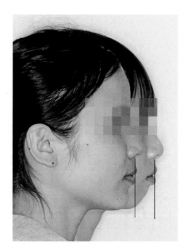

图 1-37　Arnett 侧貌评价法:自
然头位下,评估上下唇及颏部与
过鼻下点（Sn）铅垂线的距离

二、唇齿关系

正畸美学追求在关注侧貌协调的同时，还应注意牙齿与唇部之间的相互关系。所谓正常的唇齿关系（图 1-38）通常表现为：上唇位于上颌切牙的唇面，下唇位于上颌切牙唇面切 1/3 左右，下颌切牙的切缘与下唇缘平齐。上下唇间隙为 0～2mm。就年轻个体而言，所谓的正常笑线，通常是指唇部放松、自然闭合时，上颌切牙的切缘暴露在唇缘线下 2～3mm。

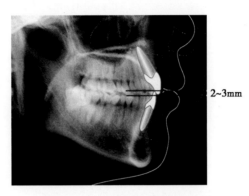

2~3mm

图 1-38　正常笑线时的唇齿关系

在正畸治疗前，不仅要注意上唇的矢状位置，还应该注意唇齿关系，即上颌前牙与上唇垂直向关系。在正畸治疗中，应尽量避免上颌前牙伸长，破坏正常（或者加重原有的不良）唇齿关系。

三、微笑美学

微笑美学是对颜面的动态美学评价。正畸矫治不仅仅是为了获得一个静态的美学，还为了追求微笑美学，塑造有吸引力的微笑。如何评价一个微笑是否有吸引力呢？除了出自真心，如果具备如下几点，看起来就会更和谐：

1．微笑弧　微笑时，正面观察上牙列切缘应呈一条轻微向下弯的弧线，弧线形态与下唇上缘弧度一致。

2．微笑暴露量　微笑时，上唇上移，以平齐牙龈缘连线，暴露龈乳头为宜。暴露过多表现为露龈笑，暴露过少则显得苍老。要注意的是，微笑暴露量是动态变化的，随着年龄增长而逐渐减小。

3．微笑饱满度　一个饱满的微笑被认为是有吸引力的，如何衡量微笑的饱满度呢？正常微笑时口角与上颌前磨牙之间存在的三角间隙，称为颊旁间隙。正面观颊旁间隙是个暗区，影响微笑美学。牙弓过于狭窄者，微笑时颊旁间隙显宽，暗区过大，不够有吸引力；牙弓过宽者，颊旁间隙过窄，给人满口是牙的感觉，影响笑容。目前对微笑时的颊旁间隙尚无明确的量化指标，感性地认为牙弓宽一些，保留一定的颊旁间隙，饱满的微笑更具吸引力。

（张先跃　陈建明）

第二章

诊　断

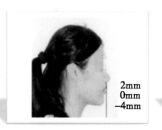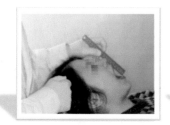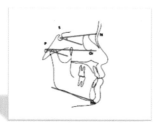

第一节　面　部　分　析

　　颜面部分析包括正面分析和侧面分析，在进行颜面部检查时应让患者处于自然头位，面部肌肉放松，眼睛平视前方。

一、正面分析

　　1. 面高与面宽分析

　　(1) 大三庭：指发际点至眉间点、眉间点至鼻下点以及鼻下点至颏下点，通常这三部分基本相等(图2-1)。

　　(2) 小三庭：为面下 1/3(即鼻下点至颏下点)的比例关系，通常鼻下点至口裂线、口裂线至颏下点比例为 1∶2(图2-2)。

　　(3) 五眼：指人的面宽约为五眼宽(图2-3)。

　　根据面高与面宽的比例，可将面型分为三类：均面型、长面型、短面型。均面型面长、面宽比例协调(图2-4A)；长面型常表现为面下 1/3 过长，与下颌骨的过度发育及后下旋转有关(图2-4B)；短面型常表现为面下 1/3 过短，通常为水平生长型及深覆𬌗(图2-4C)。

　　牙颌畸形常表现在面中份和面下 1/3，面中份主要受上颌骨生长发育的影响，通常改善有限。而面下 1/3 则受上下颌骨生长发育以及各类错𬌗畸形的影响，通常在治疗前后这个区域的改变最大。

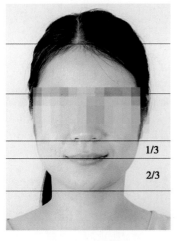

图2-1　大三庭

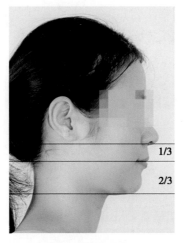

图2-2　小三庭

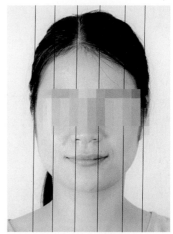

图2-3　五眼

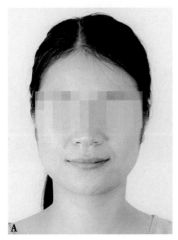

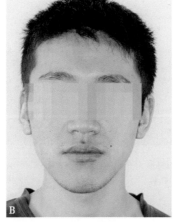

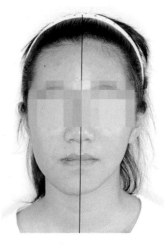

图2-4　面型
A. 均面型　B. 长面型　C. 短面型

2. 对称性分析　通常眉间点、鼻尖点、上唇最凹点与颏部中点位于正中矢状面上，牙弓中线与面中线对齐，左右面部基本对称。偏颌畸形患者可出现左右面部的严重不对称及颏部偏斜（图2-5）。

3. 唇齿关系分析　自然放松状态下，上下唇应自然闭合，上唇下缘位于上颌中切牙切缘上约2mm（图2-6A）。临床上常见上下唇闭合不全、开唇露齿的现象，其原因一方面可能是上唇本身过短（图2-6B），一方面可能由于上颌前突或者上牙弓前突等错𬌗畸形造成（图2-6C）。

图2-5　面部对称性分析

21

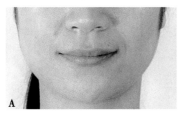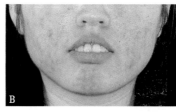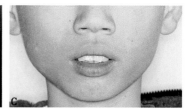

图2-6　上唇部形态分析

A. 正常　B. 上唇绝对过短　C. 上唇相对过短

微笑时垂直向暴露75%的切牙会显得较为年轻和有吸引力，大笑时暴露少量牙龈也是可接受的，而切牙暴露量不足或者牙龈暴露量过多都不十分美观（图2-7）。并且，随着年龄的增长，由于唇部肌肉越来越松弛，切牙的暴露量会越来越少从而显得苍老，因此，在正畸治疗时要充分考虑到唇齿的垂直向关系。此外，微笑时所暴露牙列的宽度应与面型相协调，例如，当牙弓过窄时，微笑时两侧颊旁间隙过大，可通过适当扩弓来进行协调。微笑时上颌切牙切缘形成的弧线称为笑线，应与微笑时下唇弧线形态相似。

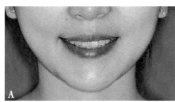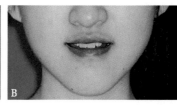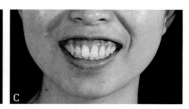

图2-7　微笑时上唇与切牙关系

A. 正常　B. 切牙暴露不足　C. 露龈笑

二、侧貌分析

1. 侧面型分析　过软组织额前点与鼻下点、鼻下点与颏前点做两条直线，当两条直线的交角约为180°时为直面型；当交角大于180°时为凸面型，提示骨性Ⅱ类错𬌗畸形；当交角小于180°时为凹面型，提示骨性Ⅲ类错𬌗畸形（图2-8）。

2. 侧貌软组织美学评估

（1）审美平面：鼻尖点与软组织颏前点的连线称为审美平面，也叫E线，常用来评估上下唇的突度以及鼻、唇、颏的位置关系。正常面型下，成人上唇在审美平面后1～2mm，下唇稍靠前接近审美平面（图2-9A）。当双牙弓前突或者双颌前突时，上下唇都在E线前（图2-9B）；当上颌发育不足或者颏部发育过度，呈"新月"面型时，上下唇都在E线后（图2-9C）。不过，审美平面只是唇突度的一个参考指标，例如，当患者颏部发育不足时，若单纯以审美平面来评价唇突度则可能会有失偏颇。

但是，由于审美平面以颏部作为参照点，颏部后缩的患者若以审美平面进行评价也可能是正常的（图2-10）。

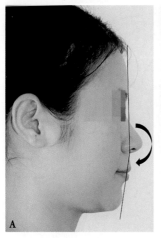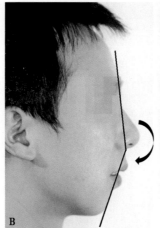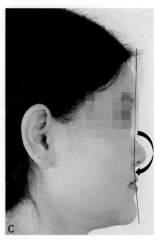

图2-8 侧貌分析
A. 直面型 B. 凸面型 C. 凹面型

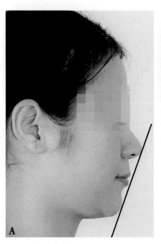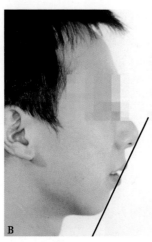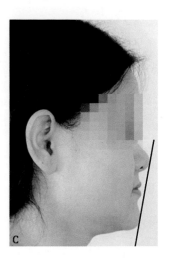

图2-9 审美平面侧貌评价法

（2）过鼻下点铅垂线：在自然头位下，过鼻下点（Sn）作一铅垂线，用以评价上下唇、软组织颏部的突度。上唇突点在该铅垂线前方约 2mm，下唇突点位于该线上，软组织颏前点在该线后方约 4mm（图 2-11）。

该方法在一定程度上优于审美平面，不受鼻尖点及软组织颏前点的影响。但需注意其前提条件是：自然头位。

（3）鼻唇角：鼻小柱与上唇所形成的侧面角称为鼻唇角，在一定程度上反映上颌骨突度和上前牙的突度。较理想的侧貌鼻唇角通常为 90°～100°（图 2-12A），过于唇倾的上前牙可能导致过小的鼻唇角（图 2-12B）。鼻唇角同时也受唇的形态、鼻小柱的角度与形态的影响，因此在检查鼻唇角时，应注意找出导致其异常的主要原因。

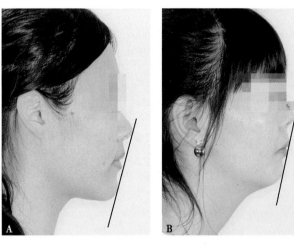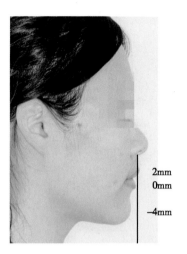

图 2-10　审美平面不足之处：以颏部作为参照点，颏部后缩的　图 2-11　过鼻下点铅垂线评价侧貌法
患者若以审美平面进行评价也可能是正常的

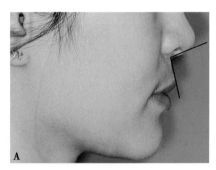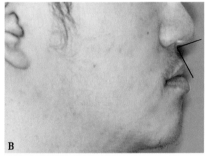

图 2-12　鼻唇角

（4）颏唇沟：下唇与颏部形成的沟为颏唇沟，其侧面角约为 90°（图 2-13A）。当颏唇肌紧张时，会导致颏唇沟的异常。检查颏唇沟时，应让患者处于自然放松唇位。当覆盖过大时，下唇外翻，会导致过深的颏唇沟（图 2-13B）；骨性Ⅲ类错𬌗畸形患者，颏唇沟则可能较浅（图 2-13C）。

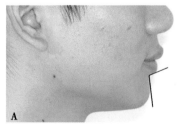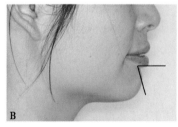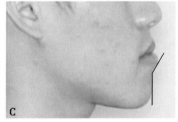

图 2-13　颏唇沟

（5）下颌角：下颌体下缘与下颌升支后缘所形成的角为下颌角，检查时可将口镜柄置于患者下颌体下缘来估计下颌角的大小（图 2-14A）。成人下颌角为 120°～125°，过大的下颌角提示垂

直生长型，下颌后下旋转，常见于开𬌗患者（图2-14B）；过小的下颌角提示水平生长型，常见于深覆𬌗患者（图2-14C）。

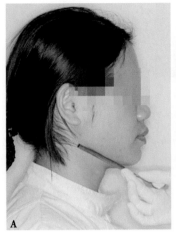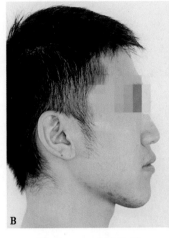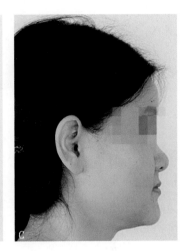

图2-14　下颌角形态

（郭宇娇）

第二节　口腔检查

一、牙体检查

牙体检查的主要内容有牙齿有无磨耗、隐裂、楔状缺损、牙颈部粗糙化；牙齿的形态、大小以及空间位置和相对于同颌颌骨的位置等（图2-15、图2-16）。

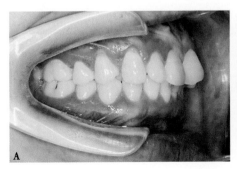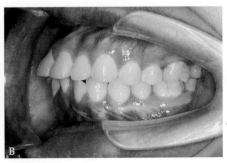

图2-15　牙体检查

A. 上颌右侧尖牙及第一前磨牙出现楔状缺损、牙龈萎缩　B. 左侧尖牙出现明显磨耗

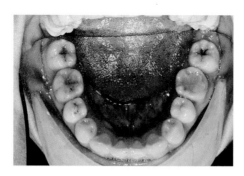

图 2-16　下前牙先天缺失

二、牙周检查

牙龈有无红肿、退缩或者增生，是局部牙齿的表现还是全口表现（图 2-17）。如果是局部表现，可能意味着该牙齿存在咬合干扰或者承受的咬合力过大，也可能意味着关节的伴生问题。如果是全口表现，则提示可能患者存在牙龈炎或者牙周病。

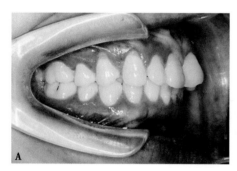
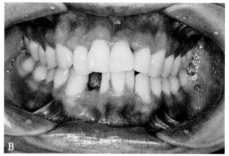

图 2-17　牙周检查

A. 局部咬合创伤导致的局部牙龈萎缩　B. 为全口牙周问题，需行系统的牙周治疗才能进行正畸治疗

三、口腔功能检查

所谓的功能检查，通常是指吞咽、咀嚼、发音和呼吸等。除此之外，还应该关注患者的通气状况，如扁桃体和腺样体的问题、患者是否肥胖、是否带有阻塞性质的鼻炎、是否有呼吸睡眠暂停综合征等。另外，还需检查发音是否正常、是否舌系带过短、是否低位舌或者存在低位舌语音、是否存在婴儿型吞咽。图 2-18、图 2-19 为口呼吸患者。

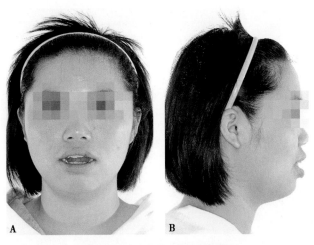

图2-18 口呼吸患者面部特征

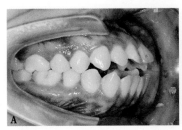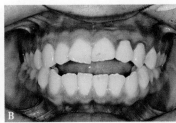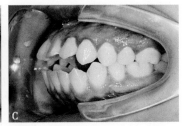

图2-19 口呼吸患者前牙区开𬌗,形态为梭形

四、咬合功能学检查

咬合功能学检查通常是指与咬合功能运动和颞下颌关节有关的检查,如切导、髁导、尖牙诱导及保护,后牙保护前牙、前牙保护后牙和前后牙的交互保护等(图2-20~图2-23)。

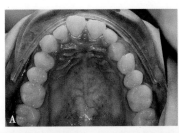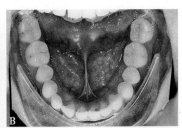

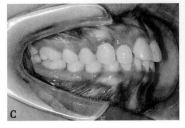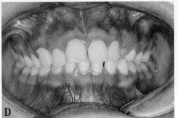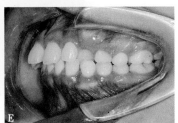

图2-20 CO位时的咬合情况

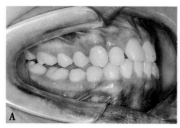 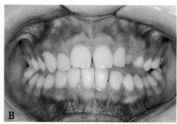 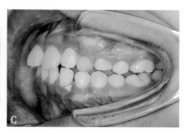

图 2-21　前伸𬌗时，前牙接触，后牙不接触

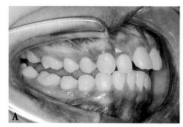 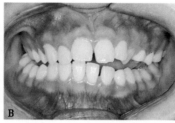 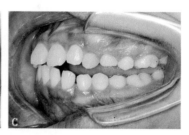

图 2-22　右侧侧方𬌗，工作侧尖牙接触，其他牙齿不接触

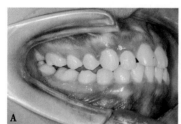 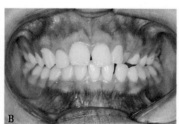 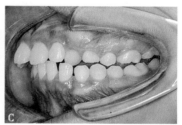

图 2-23　左侧侧方𬌗，工作侧尖牙接触

（陈建明）

第三节　颞下颌关节检查

在进行正畸治疗的成人患者中，有相当一部分患者存在颞下颌关节紊乱综合征，对正畸医师来说，尽可能多地了解颞下颌关节功能紊乱及其治疗是非常重要的。如患者存在严重的牙体磨耗、隐裂、个别牙齿的牙周疾患、下颌运动受限、颞下颌关节有弹响或杂音、头痛、面部或颈部肌肉紧张或酸痛时，应当考虑颞下颌关节是否健康。

一、颞下颌关节功能紊乱的临床检查

1. 关节区触诊及肌肉检查　双手示指指腹触压关节区的髁突外侧份，触压耳屏前的髁突后份，触压外耳道前壁及关节囊后份。大多数颞下颌关节紊乱患者存在关节区压痛，表现为局限性的钝痛,其中约 40% 的人有咀嚼痛,疼痛发作无一定规律,但多与下颌运动有关,并常伴功能障碍(图 2-24)。

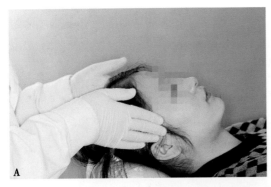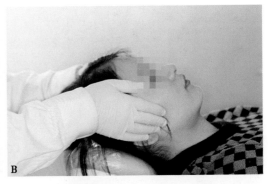

图 2-24　颞下颌关节区触诊(A)及肌肉检查(B)

2. 下颌运动度　检查病人的最大开口度、前伸运动度、左右侧运动度,观察有无运动受限。下颌运动异常往往是肌功能紊乱的结果(图 2-25)。

3. 下颌张闭口型　正面观察病人张闭口时下颌运动的轨迹,了解双侧咀嚼肌是否平衡协调以及颞下颌关节有无运动障碍。观察张闭口时下颌轨迹是否对称呈直线,有无偏斜、摆动、震颤,以及有无关节绞锁现象的发生。

4. 关节区杂音　双手示指指腹置于病人耳屏前关节外侧,或双手小指置于外耳道前壁。让病人做开闭口、侧方、前伸的下颌运动,检查有无关节杂音。若有杂音,应辨别其音质,如弹响、破碎音、捻发音等,以及发生于下颌运动的哪一时期,如张口末、闭口初或整个张闭口过程中等。同时也要检查双侧髁突动度是否一致,有无一侧或双侧运动受限。通过对关节区杂音的检查,可初步了解关节内是否有盘突失调,有无骨质破坏等。大部分颞下颌关节紊乱患者在开闭口时关节区出现弹响及杂音(图 2-26)。

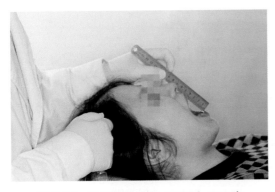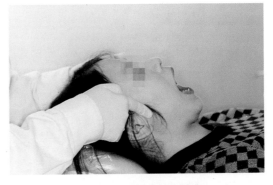

图 2-25　下颌运动检查:开口型、开口度　　　　图 2-26　关节区杂音检查

5. CR 位检查　正中关系位(CR)时,髁突保持在关节窝内最上、最前位,是最为稳定及可重复的生理颌位。由于髁突位置与牙齿的接触关系密切相关,正畸患者在治疗前由于错𬌗导致

的干扰，使其神经肌肉系统习惯性地引导下颌位置发生偏斜，导致髁突位置可能不在 CR 位，因而为了制订合适的治疗计划，应该首先确定患者的 CR 位才能合理分析咬合和颌骨关系。

CR 位临床检查如图 2-27 所示，受试者躺在牙椅上，椅背与水平面约成 45° 夹角；检查者将双手四指置下颌骨下缘后部，并保持四指并拢，使拇指与四指成 C 形，拇指置于颏唇沟；拇指向下压住颏顶点处，双手四指放置于下颌角处向上压；让患者闭合下颌，借助咀嚼肌的力量，髁突就进入关节窝的最上方；叮嘱受试者咬合至第一点接触即停止，不要晃动下颌。之后，检查者移开手指，就可以看见咬合刚一接触时的𬌗关系。

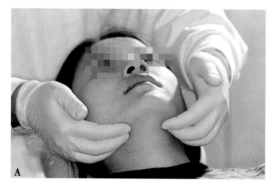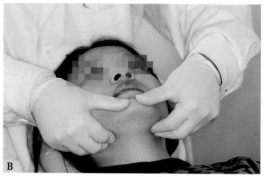

图 2-27　下颌颌位检查

如果下颌很容易控制，我们临床检查所见的，通常就是该患者实际所存在的不调。如果问题很严重，上𬌗架是非常有必要的。之后就可以在𬌗架上进行研究，并制订完整的矫治方案。

如果下颌很难控制，在闭合时存在相当大的阻力，或者牙齿接触上了，但是没有早接触点。这时，不要相信你所看到的。患者已咬至其习惯性颌位，并且咀嚼肌处于紧张状态，强迫下颌适应已有的咬合关系。这时，就需要咬合板进行治疗，缓解咀嚼肌的张力。之后，真正的不调就可以显现出来。

二、影像学检查

影像学检查可显示髁突在关节窝的位置，同时还可观察到髁突的解剖形态。牙颌面专用锥形束 CT（CBCT）为临床医师更好进行牙颌检查提供了便利，CBCT 较普通 X 线检查曲面体层片、许勒位片、经咽侧位片对颞下颌关节病的诊断更具有价值。

颞下颌关节正常影像学表现：①两侧颞下颌关节的形态一般是对称的。②髁突：髁突可为圆柱形、椭圆形或双斜形。儿童髁突表面无骨密质，仅为一钙化层覆盖，15 岁以后才能形成完整的骨密质，因而，X 线上儿童髁突骨密质常不清晰，易被认为是病理性改变。③关节间隙：正常成人关节上间隙最宽，后间隙次之，前间隙最窄。两侧关节间隙对称。④关节结节：关节结节后斜面为功能面，两侧关节形态大致对称。关节结节一般为弧形凸起，曲线圆滑。

（姜　盼　陈建明）

第四节 模型分析

在收集患者初始资料时,应准确制取患者的记存模型。记存模型要求牙列、唇颊侧外展隙、唇颊舌系带、腭顶、上下颌磨牙后垫等口内结构清晰完整,能够准确反映患者口内的牙、牙弓、基骨、咬合等情况,用于辅助诊断错𬌗畸形病因、制订治疗计划。记存模型通常采用平行模型,即模型上下底面与患者𬌗平面平行。

一、一般检查

检查牙齿数目、形态有无异常,牙齿替换与萌出情况等。

二、牙弓形态及对称性分析

牙弓形态有尖圆形、卵圆形、方圆形。以腭中缝为参考线,检查上颌牙弓的水平向对称性。以过下颌舌系带的矢状面为参考,检查下颌牙弓的水平向对称性。可用圆规及尺子测量对侧同名牙到参考线的距离来判断牙弓是否对称,也可用带网格的透明塑胶板来检测牙弓对称性。单侧的严重拥挤可能会导致牙弓中线的偏移。单侧的乳磨牙早失可能导致单侧磨牙前移,引起牙弓矢状向的不对称(图 2-28)。

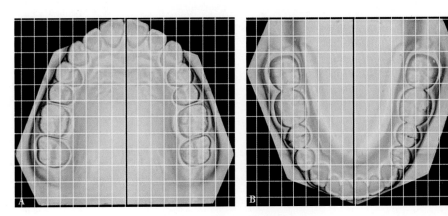

图 2-28 牙弓形态及对称性分析

三、咬合分析

需要注意的是,记存模型通常记取的是患者最大牙尖交错位时的咬合关系。临床检查如果发现患者 CO-CR 位不调时,则应通过𬌗架记取患者 CR 位的𬌗关系,在𬌗架上分析咬合关系。

1. 磨牙关系

(1)中性关系(安氏Ⅰ类):上颌第一磨牙近中颊尖咬在下颌第一磨牙颊沟(图 2-29A)。

（2）远中关系（安氏Ⅱ类）：下颌第一磨牙颊沟在上颌第一磨牙近中颊尖远中。上颌第一恒磨牙的近中颊尖咬在下颌第二前磨牙与第一恒磨牙间外展隙时，称为完全远中错𬌗关系。上前牙唇倾的Ⅱ类错𬌗称为Ⅱ类1分类，通常覆盖增大（图2-29B）；上前牙舌倾的Ⅱ类错𬌗称为Ⅱ类2分类，通常覆盖减小，覆𬌗增大（图2-29C）。

（3）近中关系（安氏Ⅲ类）：下颌第一磨牙颊沟在上颌第一磨牙近中颊尖近中（图2-29D）。上颌第一恒磨牙的近中颊尖咬在下颌第一、二恒磨牙间外展隙时，称为完全近中错𬌗关系。

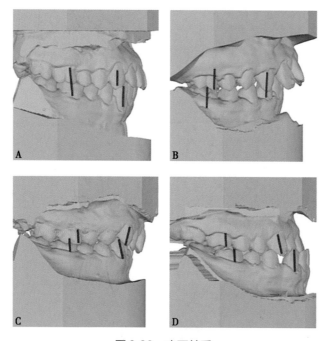

图2-29 磨牙关系
A. 中性关系　B. Ⅱ类1分类　C. Ⅱ类2分类　D. 近中关系

2. 覆盖　上切牙切缘到下切牙唇侧的水平距离，通常约为3mm（图2-30A）。上前牙过度唇倾或者下颌过度后缩都有可能导致覆盖过大（图2-30B）。前牙反𬌗时为反覆盖（图2-30C）。

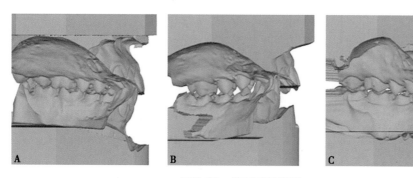

图2-30 前牙覆盖关系

3. 覆𬌗 指上下颌切牙切缘的垂直距离,通常上颌切牙咬在下颌切牙的切 1/3(图 2-31A)。当上切牙咬在下切牙中 1/3 时,为轻度深覆𬌗;当上切牙咬在下切牙颈 1/3 时,为中度深覆𬌗(图 2-31B);当上切牙咬在下切牙龈缘及以下时,为重度深覆𬌗。当上下切牙无垂直向重叠时,称为开𬌗(图 2-31C)。

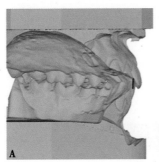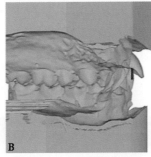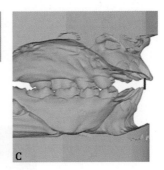

图 2-31 前牙覆𬌗关系

四、𬌗曲线分析

1. Spee 曲线曲度 指 Spee 曲线最低点至解剖𬌗平面(下切牙切缘至第二磨牙远中尖)的垂直距离,通常为 0~2mm(图 2-32)。Spee 曲线曲度较深者,下颌磨牙通常近中倾斜,可通过远中竖直后牙来获得一定间隙。单侧整平 1mm Spee 曲线约需 1mm 间隙。

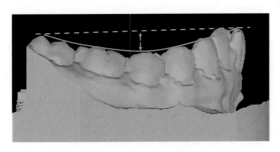

图 2-32 Spee 曲线曲度

2. 横𬌗曲线 指双侧后牙颊尖与腭尖所连成的假想曲线。当上颌后牙颊倾时,横𬌗曲线曲度增大;当上颌后牙腭侧倾斜时,横斜曲线变得平坦,甚至形成反向的横𬌗曲线,此时可适当扩大牙弓获得间隙。临床上可参考横𬌗曲线的曲度来判断牙弓与基骨宽度的协调性以及是否适合扩弓。

五、拥挤度分析

拥挤度分析指通过测量牙弓可用间隙与必需间隙,来计算牙弓的拥挤量或者余隙量。这里主要介绍恒牙列期的拥挤度分析。

1. 牙弓必需间隙的测量　恒牙列的牙弓必需间隙指双侧第一恒磨牙之间（不含第一恒磨牙）所有恒牙的近远中向宽度之和。可用圆规或游标卡尺测量第一恒磨牙之间各牙冠的宽度。

2. 牙弓可用间隙的测量　牙弓可用间隙指第一恒磨牙近中面之间的实际牙弓长度。

（1）黄铜丝法：取直径为 0.5mm 的黄铜丝，从第一恒磨牙的近中接触点开始，沿着理想的前磨牙𬌗面窝、尖牙的牙尖和切牙的切缘，模拟理想牙弓形态延伸至另一侧第一恒磨牙的近中接触点，形成一条弧线，这段黄铜丝的长度即为牙弓可用间隙。通常测量三次，取三次的平均值。

（2）分段法：将牙弓分为四段直线，分别测量四段直线的长度，四段之和即为牙弓可用间隙（图 2-33）。

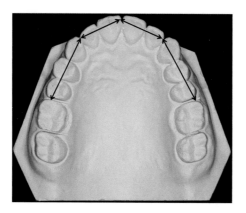

图 2-33　牙弓可用间隙的测量

牙弓拥挤度＝牙弓必需间隙－牙弓可用间隙。当这个差值为正时，为牙弓拥挤量；当这个差值为负时，为牙弓余隙量。

六、Bolton 指数分析

上下颌牙冠宽度比例不调也是导致错𬌗畸形的原因之一，临床上通常通过 Bolton 指数来判断上下颌牙列牙冠宽度比例是否协调。Bolton 指数包括前牙比和全牙比。

前牙比＝（下颌 6 颗前牙宽度之和／上颌 6 颗前牙宽度之和）×100%

全牙比＝（下颌第一恒磨牙间（含第一恒磨牙）12 颗恒牙宽度之和／上颌 12 颗恒牙宽度之和）×100%

我国成都地区前牙比为 79.32%±2.27%，全牙比为 91.75%±1.62%。上海地区前牙比为78.36%±2.18%，全牙比为 90.99%±1.70%。如果上下牙比例出现严重不调，在制订矫治计划时对拔牙牙位、大小、减径选择应充分考虑。例如，当前牙比过大时，可能是下前牙牙冠宽度过大或上前牙牙冠宽度过小，临床上可表现为浅覆𬌗、浅覆盖或者下前牙拥挤以及上前牙散在间隙，在制订矫治计划时，可选择对下前牙减径或者修复上颌过小的畸形前牙。

（郭宇娇）

第五节　X 线头影测量分析

X 线头影测量（cephalometrics）是口腔正畸学重要的诊断分析方法。它主要是根据 X 线头颅定位照相所得的影像，对牙颌、颅面各标志点描绘出一定的线角进行测量分析，从而了解牙颌、颅面软硬组织的形态结构特征、相互关系和变异情况，使对牙颌、颅面的检查和诊断，由表面形态深入到内部的骨骼结构。正畸医师在此基础上，得以明确诊断，制订矫治方案。

一、X 线头颅定位侧位片的拍摄要求

在进行 X 线片头影测量之前，我们首先要弄清楚正畸对 X 线头颅定位侧位片的拍摄要求。简单来讲，正畸要求患者处于站立时最自然放松状态下拍摄头侧片。但是我们接触到的头侧片多有不尽如人意的地方，头位后仰或前倾、颏唇部紧张或开唇、牙齿咬紧或松开。"站立时最自然放松的状态"，包括以下三个基本要求（图 2-34）：

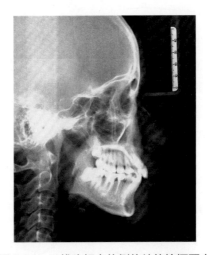

图 2-34　X 线头颅定位侧位片的拍摄要求

1. 自然头位　自然放松状态下正常人头部最舒适的姿势位。一般要求端坐，头部摆正，目视前方。此时眶耳平面基本与水平线平行。如何才能达到自然头位呢？两种方法可供参考：

（1）镜像法：两足自然分开直立（或自然端坐），鼻前正中设铅垂线（金属吊线），在头部正前150～170cm 平视部位放置镜子。两眼平视，按镜中像调整头位。

（2）活动放松法：两足自然分开直立（或自然端坐），拍摄之前嘱患者用力缓慢向各个方向活动头部及上半身，然后停留在最放松舒适的姿势位。

2. 颏唇部放松　颏唇部应处于自然放松状态，唇部自然开闭合，颏肌无紧张。自然开唇露齿者不可刻意闭合双唇，否则严重影响软组织评估结果。

3. 后牙轻接触　嘱患者后牙轻轻咬合，不可咬合过紧或张开。因为紧咬牙时咀嚼肌收缩、

颏唇部肌肉部分收缩，影响软组织形态；而后牙张开无接触时，面部垂直高度及软组织形态均受影响。

二、X线头影描记

X线侧位片上左右解剖结构往往不能完全重合，当所要定的标志点有两个影像时该如何处理呢？普遍采用的做法是中心点法，即将两侧的影像分别描记后，取两者中点。眶下点 Or、耳点 P、下颌角点 Go、关节点 Ar 等常常不能完全重合，需要采用此法以确定。其中下颌角点 Go 的定点往往会犯如图 2-35 所示的错误。

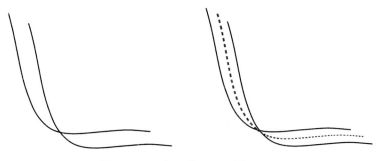

图 2-35 下颌影像不重叠错误描记

这种描记方法并非中心点法，而且所描记的下颌角轮廓失去了原有的轮廓外形。那么该如何确定 Go 点呢？先画出双侧下颌角的切线，取双侧下颌角切点的中点，然后再基于该点画均分线（图 2-36）。

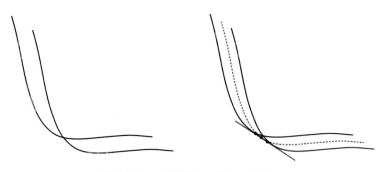

图 2-36 下颌影像不重叠正确描记

三、X线头影测量常用的标志点及参考平面

标志点用来构成测量内容的点。理想的标志点应是生长发育过程中相对稳定，X线片中易于定位，且能够代表一定解剖位置的点。标志点定的精确度直接关系测量结果的准确性。如何才能精确定点呢？简言之，定点愈能代表解剖位置，愈精准。

（一）常用标志点

1. 颅部标志点（图 2-37）

（1）鼻根点（nasion，N）：颅部正中矢状面上鼻额缝之最前点。这是前颅部的标志点，代表颅面的结合处。定 N 点相对容易，影像较清晰。在侧位片上前颅部找到鼻骨与额骨结合处的骨缝暗影，其与骨质外轮廓的交点。

（2）蝶鞍点（sella，S）：颅部正中矢状面上蝶鞍影像的中心点。定 S 点较定 N 点相对容易，影像较清晰。侧位片颅底中部可见半圆形蝶鞍影像，顺着半圆形影像的内缘描记最贴合的圆形，取其中心点。

（3）耳点（porion，P）：外耳道之最上点。

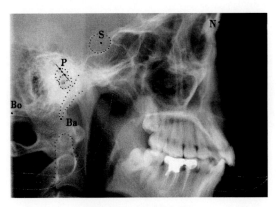

图 2-37　颅部标志点

定 P 点有 2 种方法：①机械耳点，定位于耳塞影像之最上点；②解剖耳点，两侧外耳道解剖影像之最上点。机械耳点易于定位，但不能代表解剖位置；解剖耳点不易定位，却是解剖位置的标志。故本文推荐解剖耳点。一般来讲，解剖耳点位于髁顶点 Co 后上方，高于 Co 水平 1~2mm，可参照此解剖位置关系定 P 点（图 2-38）。

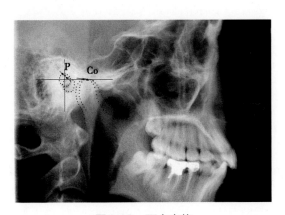

图 2-38　耳点定位

（4）颅底点（basion，Ba）：颅面正中矢状面上枕骨大孔前缘之中点。这是常用的后颅底标志点。定 Ba 点相对容易，不过有时影像重叠不清，可以参照其与第二颈椎椎体的位置关系来定位。

（5）Bolton 点（Bolton，Bo）：枕骨髁突后切迹的最凹点。Bo 点与 N 点构成 Bolton 平面划分颅部、颌面部。定 Bo 点相对容易，影像较清晰。

2. 上颌标志点（图2-39）

（1）眶点（orbitale，Or）：眶下缘之最低点。定 Or 点并不容易，因为侧位片上眶下缘影像不是很清楚，而且两侧眼眶往往不能完全重合，出现两个眼眶影像。可以借助邻近解剖位置关系来定 Or。侧位片上"颧牙槽嵴"的影像比较清楚，可以看出两侧颧牙槽嵴重合的情况。然后先找出一侧相对容易看出的眶下缘，再参照两侧颧牙槽嵴相差的距离，找出另一侧眶下缘。取两侧中点作为最终的 Or 点（图2-40）。

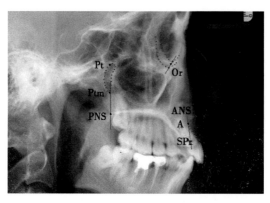

图 2-39　上颌部标志点

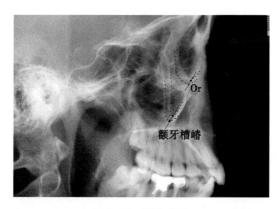

图 2-40　眶点定位

（2）翼上颌裂点（pterygomaxillary fissure，Ptm）：翼上颌裂轮廓之最下点。翼上颌裂前界为上颌骨后壁，后界为蝶骨翼板前缘，影像形如倒泪滴。Ptm 点常作为上颌后界的参考点。定 Ptm 点相对容易，影像较清晰。描记出翼上颌裂内缘倒泪滴形影像，最下尖点即为 Ptm 点。

（3）翼点（pterygoid，Pt）：翼腭窝后壁与圆孔下缘交点。Ricketts 常通过此点与颏顶点连线来评价面部生长方向。定 Pt 点相对容易，定位于翼上颌裂影像后上约 11 点位置。

（4）前鼻棘点（anterior nasal spine，ANS）：前鼻棘之尖点。确定腭平面的前界。

定 ANS 点相对容易，影像较清晰。此点由于不作长度的测量，定位精确性要求不高。

（5）后鼻棘点（posterior nasal spine，PNS）：硬腭后部骨棘之尖点。确定腭平面的后界。

定 PNS 点相对容易，影像较清晰。有时 PNS 点会被第三磨牙牙胚掩盖，此时可沿翼上颌裂前缘向下延长与硬腭交点辅助确定。

（6）上牙槽座点（subspinale，A）：前鼻棘与上牙槽缘点之间骨质最凹点。代表上牙槽骨与上颌骨的交接部。定 A 点往往会被重叠影像干扰。需要找出自 ANS 往下至上牙槽缘 SPr 点的一条圆滑的弧线，再由 ANS-SPr 连线向后平移与之相切的切点即为骨质最凹点。

（7）上牙槽缘点（superior prosthion，SPr）：上牙槽突之最前下点。

定 SPr 点相对容易，影像较清晰。常位于上中切牙釉质牙骨质界水平。

3. 下颌部标志点（图 2-41）

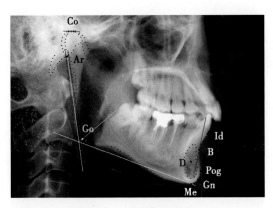

图 2-41　下颌部标志点

（1）髁顶点（condylion，Co）：髁突之最上点。定 Co 点有时因影像重叠而不易确定。可参照邻近解剖结构锁定范围，再仔细查找。两侧不一致者取两者中点。

（2）关节点（articulate，Ar）：颅底下缘与下颌髁突后缘之交点。解剖上两者之间并无交点，而是在侧位片上影像重叠之后相交。

（3）下颌角点（gonion，Go）：下颌角之后下最突点。定 Go 点可通过下颌平面与下颌升支后缘平面的交角的角平分线与下颌后下缘的交点确定。下颌平面是过颏下点 Me 与下颌体下缘相切所形成的平面；下颌升支后缘平面是过 Ar 点与下颌升支后缘相切所形成的平面。

（4）下牙槽座点（supramental，B）：下牙槽缘点与颏前点之间骨质最凹处。代表下牙槽骨与下颌骨的交接部。由 Id-Pog 连线向后平移与弧形骨轮廓相切的切点即为骨质最凹点。

（5）下牙槽缘点（infradentale，Id）：下牙槽突之最前上点。常位于下中切牙釉牙骨质界水平。

（6）颏前点（pogonion，Pog）：下颌颏部之最突点。常用于评价颏部的前突度。定 Pog 点需要找准参考平面。颏部之最突点应以眶耳平面的垂线作参考平面，由前往后平移至与颏部前缘相切之切点，定为 Pog。

（7）颏下点（menton，Me）：下颌颏部之最下点。用于构成下颌平面。定 Me 点同样需要找准参考平面。颏部之最下点应以眶耳平面的平行线作为参考平面，自下而上平移至与颏部下缘相切之切点，定为 Me。

（8）颏顶点（gnathion，Gn）：Pog 与 Me 之中点，位于下颌颏联合外前缘之最前下点。定 Gn

点可通过下颌平面与面平面的交角的角平分线与颏部前下缘的交点确定。

（9）颏联合中心点（D）：下颌颏联合之中心点。定 D 点可在颏联合作个内切椭圆形，其中心点即为 D 点。

4. 牙标志点（图 2-42）

（1）上中切牙点（upper incisor，U1）：上中切牙切缘点。

（2）上中切牙根尖点（root apex of upper central incisor，UIA）：上中切牙根尖点。

（3）下中切牙点（lower incisor，L1）：下中切牙切缘点。

（4）下中切牙根尖点（root apex of lower central incisor，LIA）：下中切牙根尖点。

（5）上颌第一磨牙点（U6）：通常取近中颊尖点。

（6）下颌第一磨牙点（L6）：通常取近中颊尖点。

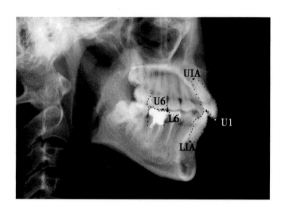

图 2-42　牙标志点

5. 软组织标志点（图 2-43）

（1）额点（glabella，G）：额部之最突点。

（2）软组织鼻根点（nasion of soft tissue，Ns）：N 点对应的软组织鼻根点。

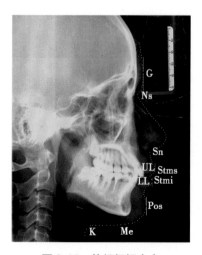

图 2-43　软组织标志点

（3）鼻下点（subnasale，Sn）：鼻小柱与上唇连接点。过 Sn 点作铅垂线常用于评价颏唇部软组织。

（4）上唇突点（UL）：上唇之最突点。

（5）上唇下点（stomion superius，Stms）：上唇红缘最下点。

（6）下唇上点（stomion inferius，Stmi）：下唇红缘最上点。

（7）下唇突点（LL）：下唇之最突点。

（8）软组织颏前点（pogonion of soft tissue，Pos）：软组织颏的最突点。

（9）软组织颏下点（menton of soft tissue，Mes）：软组织颏的最下点。

（10）咽点（K）：软组织颈部与咽部的连接点。

（二）颌骨关系分析

颌骨关系的评价通常从二维空间进行分析：颌骨矢状关系与垂直向关系。两者之间既相互独立，又密不可分。

1. 颌骨矢状关系评价

（1）角度评价系统

1）SNA-SNB-ANB：由于颅骨发育完成较早，形态、位置相对恒定，该系统以前颅底平面 SN 作为参考平面、A 点代表上颌骨矢状向位置、B 点代表下颌骨矢状向位置来评价颌骨发育情况。

SNA 越大表示上颌骨相对前颅底位置靠前，亦即上颌骨前突，反之后缩；SNB 越大表示下颌骨相对前颅底位置靠前，亦即下颌骨前突，反之后缩（图 2-44）。ANB 为 SNA、SNB 之差，正常值为 0~3°，大于正常值为Ⅱ类倾向，小于正常值为Ⅲ类倾向。

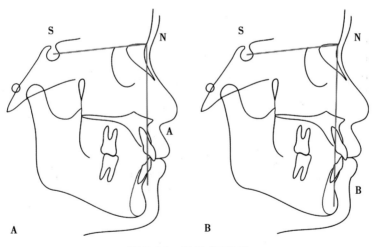

图 2-44 SNA 与 SNB

2）面角（NP-FH）：面平面 NP 与 FH 平面相交之后下角（图 2-45A）。反映下颌的突缩程度，此角越大，下颌越前突；反之，下颌越后缩。

3）颌凸角：NA 与 PA 延长线的交角（图 2-45B）。反映上颌相对于整个侧面的关系。当 PA 延长线在 NA 前方时，此角为正值，反之为负值。此角越大，上颌的相对突度越大；反之，上颌相对后缩。

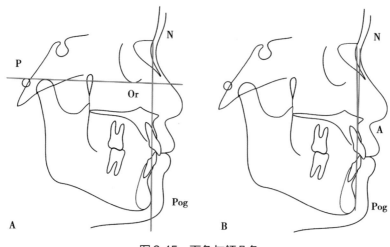

图 2-45　面角与颌凸角

（2）比率评价系统

1）Ptm-A/Ba-N%，Go-Pog/Ba-N%：取自 Coben 分析法，以全颅底长度作为参考，Ptm-A、Go-Pog 分别代表上下颌骨长度（图 2-46A）。用比率 Ptm-A/Ba-N%，Go-Pog/Ba-N% 评价上下颌骨矢状向生长发育，减小个体发育差异，比单纯采用长度作评价颌骨发育更具科学性、可靠性。

2）Go-Me/SN%：以前颅底长度作为参考，Go-M 代表下颌骨体长度（图 2-46B）。Go-Me/SN% 反映下颌骨体矢状向生长发育情况。

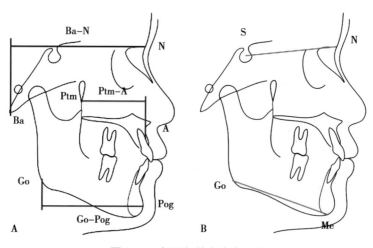

图 2-46　颌骨矢状向比率评价

2．颌骨垂直向关系评价

（1）角度评价系统

1）SN-MP、FH-MP：MP 平面与 SN 或 FH 平面的交角，两者任选一种。临床上，常用 SN-MP 或 FH-MP 表示颌骨的垂直向关系。根据下颌平面角（SN-MP），可以将面部垂直向形态结构分为三种类型：均角型，面部垂直向发育协调，SN-MP 角为 34.3°±5°；高角型，面部垂直向发育过度，SN-MP 角大于 40°；低角型，面部垂直向发育不足，SN-MP 角小于 29°（图 2-47A）。

2）Sum（N-S-Ar、S-Ar-Go、Ar-Go-Me）：取自 Jarabak 分析法，Sum 为 N-S-Ar、S-Ar-Go、Ar-Go-Me 之和，实际上是 SN-MP＋360°的结果，但是通过这三个分解的角度值可以进一步明确 Sum 异常的具体分布情况（图 2-47B）。

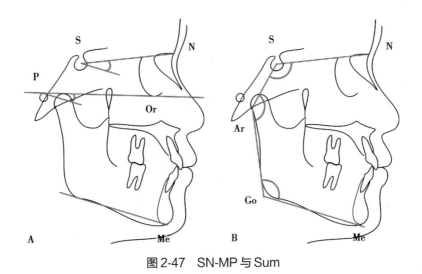

图 2-47　SN-MP 与 Sum

3）下颌角（Ar-Go-Me）：由下颌升支平面与下颌平面构成，是反映下颌骨形态的一项指标，一般情况下为 125°±5°。其在生长发育过程中，如果受到咀嚼功能的影响，其会进行适应性改建。若下颌角大于 130°，则下面高较长，且难以改变，即便配合手术，正畸治疗也不易达到良好的面部美观效果。Ar-Go-Me 又可拆分为下颌上角（Ar-Go-N）和下颌下角（N-Go-Me）（图 2-48A）。

4）面轴角（N-S-Gn）：该角是蝶鞍点和颏前点的连线与前颅底平面的夹角（图 2-48B）。当该角增加时，下颌平面易出现顺时针旋转；而该角减小时，在治疗过程中容易控制面部的垂直向高度。

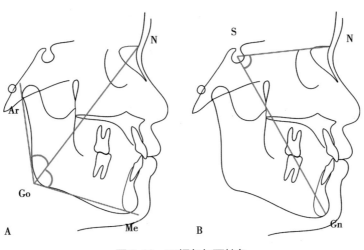

图 2-48　下颌角与面轴角

（2）比率评价系统：后前面高比（S-Go∶N-Me）可判断面部生长型及生长趋势（图2-49）。该比率为 0.63～0.65 时，表示其为无旋转生长型，属异常生长，沿面轴向下生长，64%～66% 的男性倾向于逆时针旋转生长；该比率为 0.54～0.62 时，表示其为顺时针生长型，是异常生长，可能有潜在的关节问题，X 线片显示 40% 的儿童存在关节盘移位；该比率为 0.67～0.8 时，表示其为逆时针旋转生长型，属于正常生长。

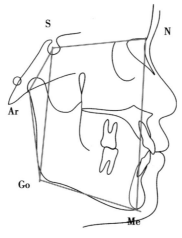

图 2-49　后前面高比

3. 牙齿关系分析

（1）上颌切牙位置分析（图2-50）

1）矢状向位置：U1-NA 距，由上颌中切牙切缘至 NA 连线的垂直距离。代表上颌中切牙相对于上颌骨的前后向突度。

2）垂直向位置：主要通过唇齿关系来评估，评价牙齿及牙龈的外露情况。一般来讲，上唇放松时，上颌中切牙切缘至上唇下缘的垂直距离（U1-Stms）为 2～3mm。

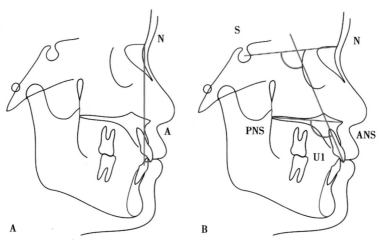

图 2-50　U1-NA 距与 U1 唇倾度

3）倾斜度 U1-SN、U1-PP：① U1-SN：了解上颌中切牙相对于颅骨的倾斜情况。此角过大，表示上颌中切牙相对于颅部唇倾，反之相反。② U1-PP：反映上颌中切牙相对于上颌骨的倾斜情况。此角过大，表示上颌中切牙相对于上颌骨唇倾，反之相反。

（2）下颌切牙位置分析（图 2-51）

1）矢状向及倾斜度 L1-D、L1-AP、L1-MP：① L1-D：下颌切牙直立于齿槽基骨之中，下颌中切牙牙体长轴通过颏联合中心点（D）或者不超过 2mm 范围。② L1-AP：下切牙切点在 AP 线外 1mm。③ L1-MP：反映上颌中切牙相对于下颌骨的倾斜情况。此角过大，表示下颌中切牙相对于下颌骨唇倾，反之相反。

2）垂直向：以正常的前牙覆𬌗覆盖（2～3mm）为评价指标。

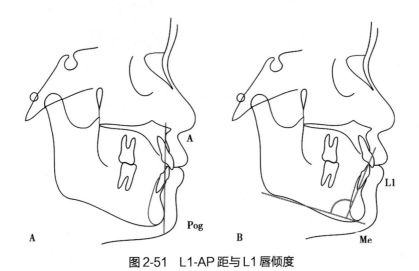

图 2-51　L1-AP 距与 L1 唇倾度

4．𬌗平面分析（图 2-52）　𬌗平面倾斜度（OP-FH）为𬌗平面与眶耳平面的夹角。此角代表𬌗平面的倾斜度。此角越大，𬌗平面越陡，下颌顺时针旋转的可能性越大；反之则相反。

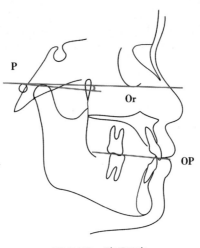

图 2-52　𬌗平面角

（三）软组织侧貌评价

软组织测量平面有很多种，这里仅介绍其中两种常用的测量平面。

1. 审美平面，即 E 线（图 2-53）　鼻突点与软组织颏部的切线，用以评估上下唇的突度。不过 E 线的评价效果受鼻的高度及下颌颏部发育等情况的影响，一般上下唇突点在此线前后 1mm 范围。

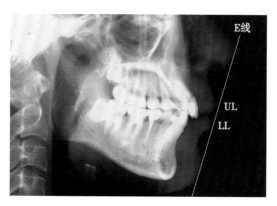

图 2-53　审美平面（E 线）

2. 过鼻下点 Sn 的铅垂线（图 2-54）　用以评价上下唇、软组织颏部的突度。评价效果相对准确、稳定。上唇突点、下唇突点、软组织颏前点参照此线的距离。

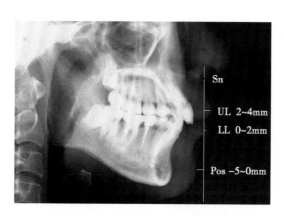

图 2-54　过鼻下点的铅垂线

（陈建明　张先跃）

第三章

设 计

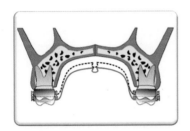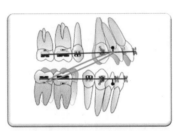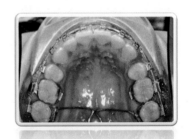

第一节　矢状向控制

支抗控制是正畸治疗成功的关键。临床上,为了将牙齿排齐、调整咬合关系、改善面型常需要拔牙矫治。拔除左右两颗前磨牙只能提供约 14mm 间隙。如果患者存在拥挤同时伴有骨性不调,则间隙的利用十分紧张,支抗的控制显得格外重要。以下我们将讲解临床上较为常用的支抗控制方法。

(一)拔牙位置的选择

在矫治设计时,应根据患者错𬌗的类型及其自身条件,做出有利于支抗控制的设计。拔牙位置影响支抗控制,如果希望前牙尽量内收,拔牙的位置则需相对靠前;如果不需要前牙内收太多,拔牙位置则可适当靠后(图 3-1)。

对于磨牙关系明显偏远中而且下颌骨生长潜力较小的患者来说,如果希望将磨牙关系矫治成中性,那么可选择拔除上颌第一前磨牙和下颌第二前磨牙(图 3-2)。

对于牙列严重拥挤的患者来说,应该选择拔除靠近拥挤部位的前磨牙。如果患者的上颌明显前突,理应选择拔除上颌第一前磨牙。假如拔除第二前磨牙,就需要强支抗控制上颌磨牙。

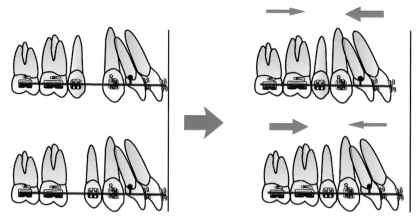

图 3-1 当拔除上颌第一前磨牙时,有利于上前牙内收;若拔除上颌第二前磨牙时,上前牙的内收有限,而后牙前移明显增加

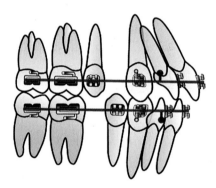

图 3-2 拔除上颌第一前磨牙和下颌第二前磨牙有利于磨牙关系调整

(二)增加支抗牙数目

增加支抗最直接的办法就是增加支抗牙齿数目。在内收前牙过程中,如果需要前牙尽量内收,可以将第二磨牙加入矫治系统或将双侧上颌磨牙联成一个整体(图 3-3)。

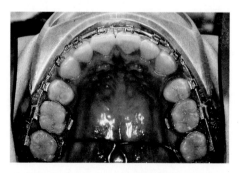

图 3-3 在内收前牙过程中,如果需要前牙尽量内收时,可以将第二磨牙加入矫治系统或将双侧牙齿联成一个整体

（三）减小摩擦力

方丝弓矫治技术常以关闭曲法关闭间隙，因此较少考虑摩擦力问题；但是直丝弓矫治技术则以滑动法关闭间隙，在关闭间隙时，弓丝与托槽槽沟之间会产生摩擦。若要让间隙顺利关闭，需采取减小摩擦力的措施。

1. 弓丝的处理　在使用滑动法关闭间隙内收前牙时，为了减小摩擦力，所用的弓丝不能太粗，但是在内收过程中常需要对前牙转矩进行适当控制，又需要粗弓丝进行控制。为了能同时达到减小摩擦力和控制前牙转矩的效果，可以用 0.021″×0.028″ SS，同时将尖牙远中的弓丝放入电解槽（图 3-4）中进行电解处理，将尖牙远中弓丝变细。经过处理的弓丝（图 3-5），在前牙区为 0.021″×0.028″ SS 的全尺寸弓丝，有利于前牙转矩的控制；而尖牙远中段弓丝与托槽间的摩擦力将大幅度减小。

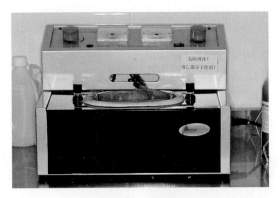

图 3-4　电解槽

但是，在电解的过程中应注意不能电解过细，否则会导致弓丝强度急剧下降（图 3-6）。在关闭间隙时会出现弓丝及牙弓的变形，甚至导致前牙的开𬌗（图 3-7）。

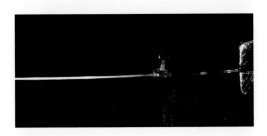

图 3-5　0.021″×0.028″ SS，其尖牙远中段的弓丝进行电解研细

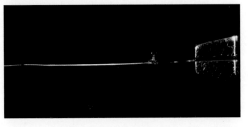

图 3-6　尖牙远中弓丝电解后，会导致弓丝强度急剧下降，使用过程中弓丝易变形

2. 托槽　滑动摩擦力在移动牙齿过程中是不可避免的。有研究发现，单个牙齿在移动时甚至约 50% 的矫治力被用于克服摩擦力。传统结扎式托槽与弓丝间的摩擦力较大，易导致支抗的丧失，而自锁托槽摆脱了结扎束缚，可明显降低系统的摩擦阻力，减少支抗牙受力，降低支抗损失。

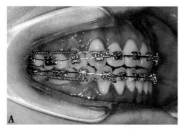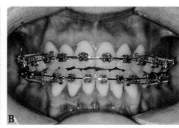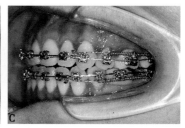

图 3-7　使用电解弓丝关闭间隙,因弓丝强度不足导致咬合曲线加深、前牙开𬌗

根据托槽作用部件对弓丝是否施加压力,自锁托槽可分为主动型和被动型两大类型,前者具有转矩控制能力,后者可实现低摩擦轻力矫治。Forestadent 公司的 Quick 自锁托槽 Smile 系统综合主动型和被动型自锁托槽特点,在前牙区使用主动型,后牙区使用被动型自锁托槽。当放入 0.019″ × 0.025″ SS 以上的方丝时,前牙区表现出较好的控根作用,后牙区则发挥自锁托槽低摩擦力优势。

(四)双钥匙曲与支抗控制

成品的双钥匙曲弓丝由 4 个"钥匙"形的曲组成,分别位于双侧尖牙的近远中,有不同的型号与尺寸,以适应不同的牙弓大小及用途(图 3-8)。临床上,通常根据尖牙之间的长度选择双钥匙曲弓丝的型号,当然也可自行弯制双钥匙曲弓丝。

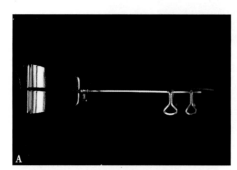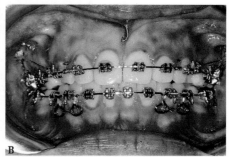

图 3-8　双钥匙曲的组成——4 个"钥匙"形的曲,分别位于双侧尖牙的近远中

当将近远中曲靠近结扎时,作用力主要集中在前牙区,类似一个摇椅形弓丝,同时给切牙段一个正转矩,在内收前牙时可控制切牙转矩(图 3-9)。由于加大了切牙转矩,前牙有唇倾的趋势。在关闭拔牙间隙时,如果想前移后牙,就可以利用切牙唇倾的趋势来增加前牙支抗,方便后牙前移。这样的处理对前牙还有一定的压低作用,有利于前牙咬合打开,适用于前牙深覆𬌗的病例。

如图 3-10 所示,当结扎于近远中曲时,作用力主要集中在前牙区,对切牙产生正转矩作用,这根弓丝也类似一个摇椅形弓丝。

当将近远中曲靠近结扎时,还会对双侧尖牙有近中倾斜的作用,可产生类似于 Begg 技术原理的"尖牙制动"作用,从而形成尖牙支抗预备,有利于后牙的近中移动。总的来说,运用好双钥匙曲可以增加前牙支抗(图 3-11)。

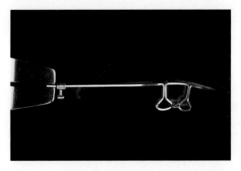

图 3-9 当将近远中曲靠近结扎时,作用力主要集中在前牙区,类似一个摇椅形弓丝,给切牙段一个正转矩

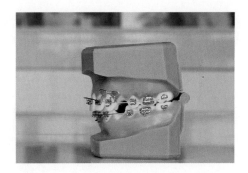

图 3-10 当结扎于近远中曲时,作用力主要集中在前牙区,对切牙产生正转矩作用,在上切牙内收的过程中控制前牙转矩

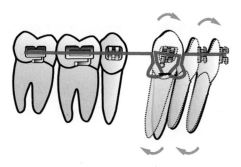

图 3-11 "尖牙制动"作用

当需要后牙前移较多时,可以利用 0.019″×0.025″ SS、0.020″×0.025″ SS、0.021″×0.025″ SS 弯制的双钥匙曲,并将尖牙远端的弓丝进行电解研细。这样既有利于增加前牙的支抗,又有利于后牙近中移动。

(五)颌间支抗

颌间支抗指将上颌(上牙弓)或下颌(下牙弓)作为支抗来矫治对颌牙。例如,Ⅱ类牵引或者Ⅲ类牵引。Ⅱ类牵引加强上颌后牙支抗,消耗下颌后牙支抗(图 3-12);Ⅲ类牵引加强下颌后牙支抗,消耗上颌后牙支抗(图 3-13)。但是,颌间牵引需要患者具有良好的依从性,否则无法发挥良好作用。

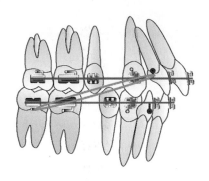

图 3-12 Ⅱ类牵引

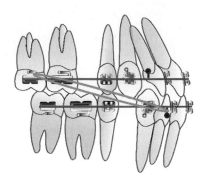

图 3-13 Ⅲ类牵引

51

需注意的是，颌间牵引可能会引起牙齿垂直向移动。例如，Ⅱ类牵引会引起下颌磨牙及上颌前牙伸长，导致咬合平面顺时针旋转（图3-14）。

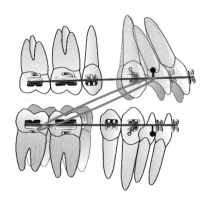

图 3-14　颌间牵引可能会引起牙咬合平面的改变

（六）口外支抗

如果患者积极配合，使用得当，口外支抗也是一种有效的增强支抗的措施。口外力包括口外弓和 J 形钩等。口外弓作用于上颌牙弓，可以增强后牙支抗，推磨牙向远中；对处在生长发育期的患者，还能起到抑制上颌生长的作用；对于垂直向需要严格控制的患者也应尽早使用口外弓。

（七）微种植体

常规的增强支抗方法有时无法完全满足临床需要，微种植体支抗的出现与运用，解决了正畸中的许多难题，拓宽了正畸治疗的领域。微种植体支抗具有植入术式简单、临床效果好和无需患者合作的优点。用于支抗的微种植体规格通常为直径 1.5～2.0mm、长度 8～12mm。

微种植体常见植入部位及型号选择：

1. 上颌第一磨牙与第二前磨牙颊侧根间区域　该区域是植入微种植体的较佳位置，是内收上颌前牙与压低上颌磨牙的最佳选择。在距牙槽嵴顶 5～7mm 处，两牙根间距离约为 3mm，因此推荐在此区域植入直径为 1.5～2.0mm、长度为 10～12mm 的微种植体（图3-15）。

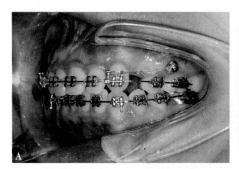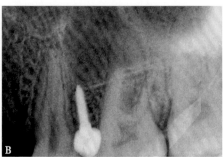

图 3-15　上颌第一磨牙与第二前磨牙颊侧根间植入的微种植体

2. 上颌第一磨牙与第二磨牙颊侧根间区域　当在上颌第一磨牙与第二前磨牙颊侧根间区域植入微种植体失败时，此时如果仍然需要增强支抗内收上前牙或者需要压低上颌磨牙，也可以考虑在此区域植入微种植体。

　　由于该区域牙根之间的距离较上颌第一磨牙与第二前磨牙区域窄,且上颌第二磨牙的牙根常向近中倾斜。因此在植入前需要通过 X 线片进行评估,以免误伤牙根。如果根间距离实在太小,可以通过牙弓整平来获得足够的植入间隙。推荐在此区域植入直径为 1.5mm、长度为 10mm的微种植体(图 3-16)。

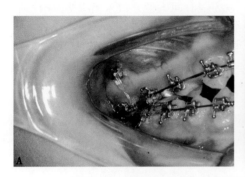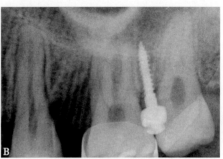

图 3-16　上颌第一磨牙与第二磨牙颊侧根间颊侧植入的微种植体

　　3. 下颌磨牙颊侧根间区域　下颌第一磨牙与第二磨牙之间颊侧皮质骨质地较好,牙根间距离也较为理想。微种植体在此区间植入后主要用于前牙后移,也可用于磨牙远中移动、下颌第一磨牙的压低及颊向移动。若该区域植入的条件不够理想,则可考虑在下颌第一磨牙与第二前磨牙牙根间植入直径为 1.5mm、长度为 10mm 的微种植体(图 3-17)。

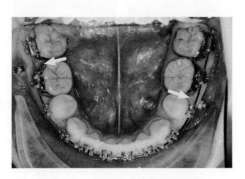

图 3-17　下颌磨牙颊侧根间区域

(陈建明)

第二节　垂直向控制

(一)垂直向控制的重要作用

　　1. 垂直向控制与颞下颌关节　颞下颌关节与咬合存在密切的联系。颞下颌关节存在问题,例如髁突的位置变化将直接影响下颌骨位置,导致咬合异常;而咬合功能紊乱也会导致髁突的位置偏移。在正畸临床检查中如果发现髁突移位,即髁突向后下方移位或者正下方移位,抑或向前下方移位,此时若给患者戴上咬合板让髁突恢复至正常位置,可以发现患者的咬合关系也发生了变化。在进行咬合板治疗后,髁突恢复至 CO 位,上下颌咬合表现为:后牙存在早接触、前牙开𬌗。以上事实间接说明:可能因为后牙存在垂直向问题,导致了髁突位置变化。因此,后牙垂直向控制对保持或恢复髁突正常位置具有重要意义。

患者,女性,临床检查发现颞下颌关节区有轻微压痛,可闻及开口末闭口初弹响。治疗前上下颌咬合紧密。进行功能模型检查,发现右侧第二磨牙存在早接触点。戴 4 个月咬合板后,发现大部分前牙无咬合接触(图 3-18～图 3-21)。

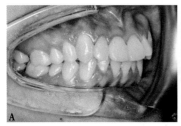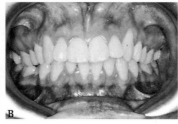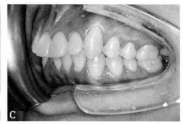

图 3-18 治疗前上下牙列咬合紧密,未见明显磨耗

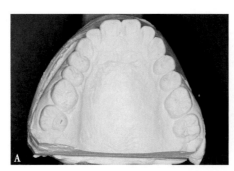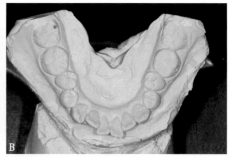

图 3-19 𬌗架检查,发现右侧第二磨牙有早接触

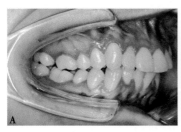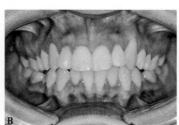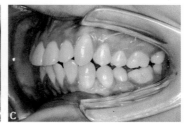

图 3-20 戴 4 个月咬合板后,发现大部分前牙无咬合接触,前牙覆𬌗变浅

2．垂直向与面部美观　在正畸治疗过程中，为了能改善面型，正畸医师们很注意矢状向支抗的保护，却常常忽略了垂直向支抗的控制。在治疗过程中，任何引起后牙或者前牙伸长的力学机制，都有可能导致下颌骨顺时针旋转。这直接导致颏部后下移位、SNB 角度减小、面下 1/3 高度增加，直观表现为下颌后缩、软组织颏部曲线消失（图 3-22）。

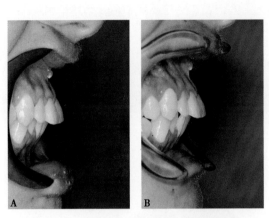

图 3-21　佩戴咬合板前后前牙覆𬌗的变化

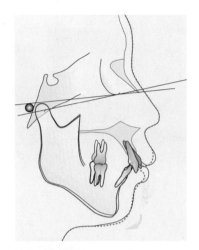

图 3-22　下颌骨顺时针旋转导致颏部后下移位、SNB 角度减小、面下 1/3 高度增加

患者，女，以"面型前突"为主诉，要求正畸治疗。在治疗中，出现了前牙开𬌗，下颌骨顺时针旋转，面下 1/3 增高，面型变差（图 3-23～3-27）。

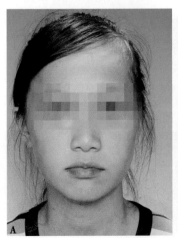
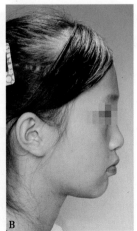

图 3-23　治疗前患者面像

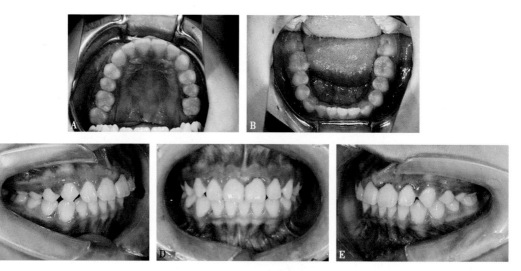

图 3-24　治疗前口内咬合情况

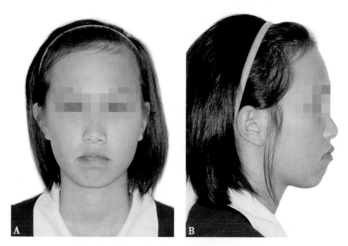

图 3-25　治疗中患者面下 1/3 增长，颏部软组织曲线消失

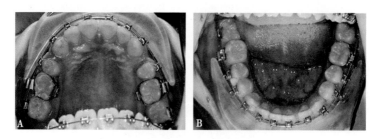

图 3-26　治疗过程中发现前牙开𬌗

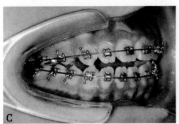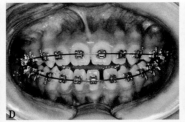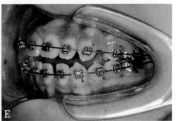

图 3-26 治疗过程中发现前牙开𬌗（续）

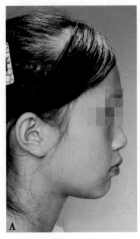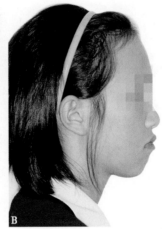

图 3-27 治疗前（A）与治疗中（B）侧貌比较，患者颏部软组织曲线消失

由于后牙接触，制备上颌第一磨牙横腭杆，同时在上颌第一磨牙与第二磨牙根间区植入微种植体，压低上颌磨牙（图 3-28）。

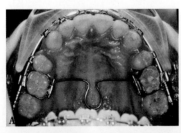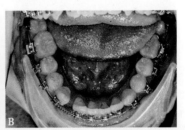

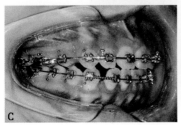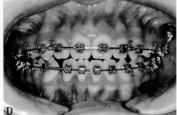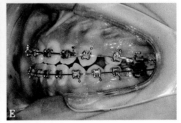

图 3-28 上颌第一磨牙制备横腭杆，以微种植体压低后牙，前牙开𬌗改善明显

压低上颌磨牙 3 个月后，前牙咬合关系基本恢复正常，上下牙列基本关闭（图 3-29）。

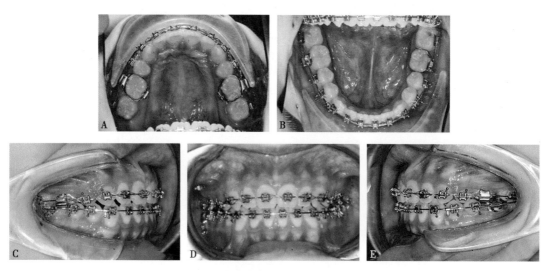

图 3-29 上下间隙关闭，前牙恢复正常咬合关系

固定矫治器拆除后，前牙开𬌗得以纠正，建立Ⅱ类磨牙关系，同时患者的侧貌得到改善（图 3-30～图 3-33）。

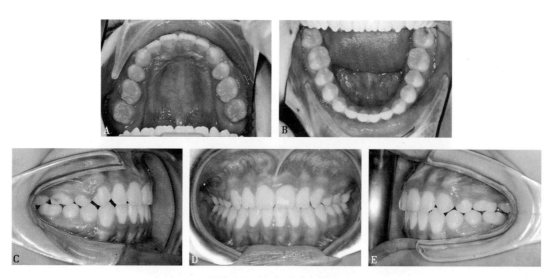

图 3-30 治疗后咬合情况

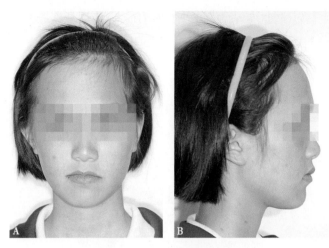

图 3-31　治疗后患者面像

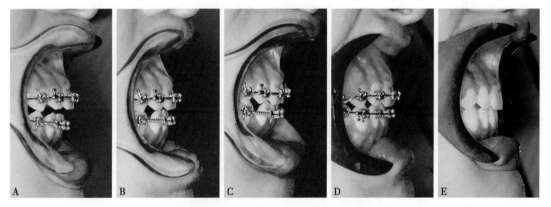

图 3-32　治疗过程中前牙咬合关系变化过程

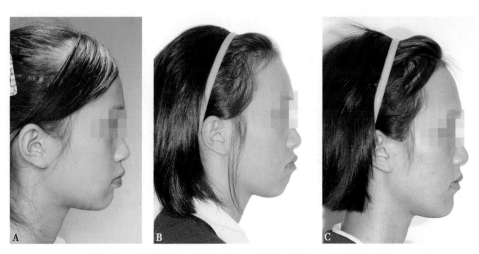

图 3-33　治疗前（A）、治疗中（B）与治疗后（C）患者侧貌变化

上述病例说明垂直向控制对患者面型的变化影响很大,特别是鼻 - 唇 - 颏软组织形态。如果要获得比较良好的面下 1/3 形态,在加强矢状向控制的同时,还需注意垂直向问题。

(二)垂直向控制的方法

1. 横腭杆　横腭杆通常使用 0.9mm 的不锈钢丝弯制,利用磨牙带环将上颌双侧第一磨牙和(或)第二磨牙横向连接组成相对较强的支抗装置。一般情况下,横腭杆通常离开腭部黏膜 3～5mm(图 3-34)。

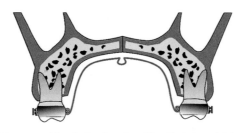

图 3-34　横腭杆是利用磨牙带环将上颌双侧磨牙
连接成为一个整体,通常离开腭部黏膜 3～5mm

有文献表明,横腭杆增加矢状向支抗的作用有限,而对于垂直向的控制较好。如果要压低上颌磨牙需制备悬空式横腭杆(或称主动式横腭杆),横腭杆离开腭部黏膜大于 8mm(图 3-35)。

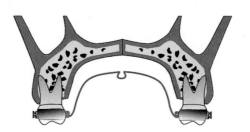

图 3-35　悬空式横腭杆

由于舌肌的力量作用于横腭杆,所以对支抗牙具有压低作用,同时也就增强了矢状向支抗(图 3-36)。

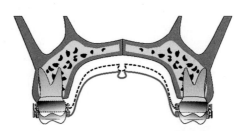

图 3-36　主动式横腭杆对磨牙的压低作用

如果我们需要后牙段整体压低,需制备双横腭杆,即在上颌第一磨牙与第二磨牙上分别制备主动式横腭杆(图 3-37)。

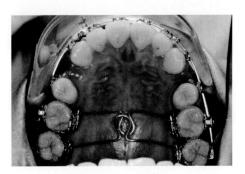

图 3-37　双横腭杆

　　主动式横腭杆虽然具有压低磨牙的效果，但是常引起舌背的压痕与溃疡。为了减轻其不良反应，可以在 U 形曲处制备自凝树脂承力托（图 3-38）。

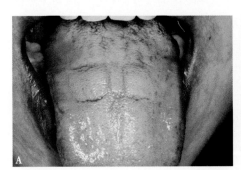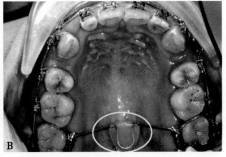

图 3-38　主动式横腭杆引起舌背的压痕与溃疡，有时用自凝树脂承力托减轻了不良反应

　　2. 微种植体　微种植体压低后牙是一种非常行之有效的方法。成人病例可以考虑在磨牙区腭中缝处植入 2mm×8mm 微种植体，并结合横腭杆压低上颌磨牙（图 3-39）。

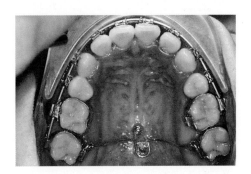

图 3-39　利用腭中缝处微种植体，结合横腭杆，
压低上颌磨牙

　　3. J 钩　J 钩以颅盖骨或颈部作为支抗，钩挂在主弓丝的牵引钩上，牵引钩通常位于侧切牙远中，也可直接挂在移动牙近中的主弓丝上。J 钩的施力点主要是在牙弓的前部，其作用表现为

对前牙的垂直向与矢状向控制。J钩在大幅度地内收前牙时,可有效地保护后牙支抗,由于其加力方向更接近于前牙的阻抗中心,从而在某种程度上避免了前牙内收时容易出现的牙冠舌倾及覆𬌗加深的状况。

垂直向控制的方法很多。但是对后牙垂直向控制不在于如何去压低,而在于如何去预防,即在治疗过程中如何控制后牙不伸长。

(陈建明)

第三节 横 向 控 制

横向控制早期进行效果较佳,若明显存在横向宽度不调问题,可以在6岁第一磨牙萌出后进行扩弓治疗。年龄越小,扩弓的效果越好,骨性宽度不调的改善越明显。而青少年的腭中缝基本融合,骨性扩弓较为困难,而且复发程度较大。

因此,固定正畸时,医师对牙弓宽度的控制手段,一般包括以倾斜后牙为主的固定矫治器:弓丝、四眼扩弓簧、横腭杆,以及兼有牙性扩弓和骨性扩弓效果的快速螺旋扩弓器。

(一)弓丝

临床上最直接、最常用的扩弓办法就是将较宽大的弓形放置在狭窄的牙列上,利用弓丝弹性,将倾斜的牙体直立。不锈钢方丝或者澳丝都可以达到良好的扩弓效果。需注意利用较大弓形的弓丝扩弓比利用标准弓形方丝效率要高。如图3-40,扩大弓形可以产生力F,由于力作用点离阻抗中心的距离较大,即力臂D较长,让牙齿直立的力偶矩M较大,效果较佳;如果通过转矩来控制牙体,由于力臂极短,需要重力才能使其产生的力偶矩m与M相同。

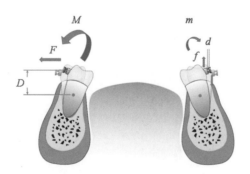

图3-40 弓丝扩弓方式比较

(二)四眼簧

四眼扩弓簧可以将磨牙牙冠颊向移动(施力点与阻抗中心点有一段的距离D),为了使磨牙整体移动,必须要施加根的颊向转矩(m),为了避免磨牙伸长或压低,两侧的转矩力必须相等(图3-41、图3-42)。

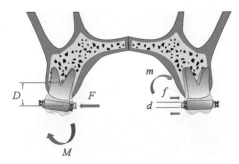

图 3-41　四眼扩弓簧将磨牙牙冠向颊向移动，为了使磨牙整体移动，必须要施加根的颊向转矩

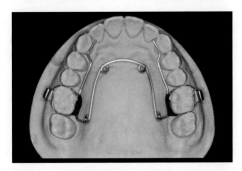

图 3-42　固定式四眼圈簧的带环与弓丝通过银焊连接，在扩弓的过程无法施加额外根的颊向转矩

（三）横腭杆

除了维持后牙的横向距离，进行适当的垂直向控制，也可以在横腭杆上施加一定的转矩对后牙进行小范围的颊舌向移动或近远中向旋转，获得一定的牙弓间隙（图3-43）。

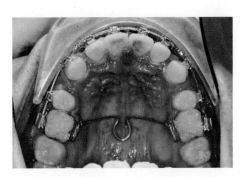

图 3-43　活动式横腭杆，弓丝通过舌侧鞘与牙齿连接，可以通过横腭杆对牙齿施加一定的转矩或旋转的力

（四）快速螺旋扩弓器

快速螺旋扩弓器可打开腭中缝，增加上颌骨基骨的宽度，最多可达 10mm，增加牙弓间隙 3.5～4.0mm，明显改善上下颌骨宽度的不调（图3-44）。近年有学者提出慢速腭开展，即螺旋加力速度

为隔天加力一次,每次 1/4 圈,约 1 周开展 1mm,产生 1000～2000g 的力。慢速腭开展可以较慢的速度打开腭中缝,对组织的损伤小,更接近生理反应。腭中缝开展均需要保持 3～5 个月。

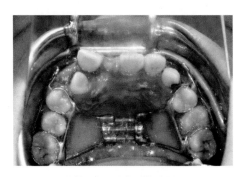

图 3-44　快速螺旋扩弓

但是,在横向问题中,要特别注意下颌骨偏斜问题。下颌骨的偏斜常引起双侧磨牙覆盖不一致,即健侧磨牙覆盖偏大而患侧的磨牙覆盖偏小。同时在矢状向上,表现为健侧磨牙关系常稍偏近中或者中性,而患侧磨牙关系一般为远中关系。

造成下颌偏斜的原因一般可分为:牙性及骨性。

牙性偏斜多表现为在下颌闭口运动中存在咬合干扰,即肌位与牙位不一致性。当牙齿脱离接触时,上下颌中线居中,不存在颜面偏斜;但是当下颌做闭口运动时,从第一颗牙齿开始接触至 CO 位,下颌发生了偏斜。

骨性偏斜多见于青春期前下颌骨有外伤史患者。由于髁突是其生长发育中心,当一侧髁突受到外伤,该侧生长受到影响,而健侧正常生长,导致下颌向患侧偏斜。

因此,在正畸治疗前应对下颌骨偏斜的原因进行分析。若为牙性因素,在治疗过程中,对牙齿进行控制,可以取得良好效果;若为骨性因素,则治疗效果一般较差,对于偏斜较为严重的成人患者,建议正畸 - 外科联合治疗。

（陈建明　李艳虹）

第四章
治　疗

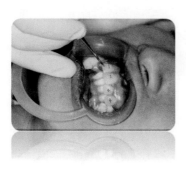 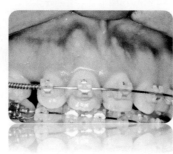 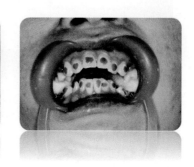

第一节　托槽定位与粘接

托槽的正确粘接是直丝弓矫治技术的核心，对于治疗后获得理想的咬合关系至关重要。本节就托槽如何定位及粘接作一阐述。

一、托槽定位

托槽粘接高度定位法是方丝弓矫治技术常用的托槽定位方法，能够保持不同牙位的高度差，而高度差对于功能𬌗的建立具有重要意义，有利于治疗后获得稳定的咬合。在临床上，由于患者之间牙齿大小和形状的差异，同一牙位在不同患者中采用托槽高度定位法所确定的托槽位置是可变的，这会导致直丝弓托槽预置的转矩和内收外展的异常表达，因此用托槽高度确定法对于直丝弓矫治系统是不可靠的。通常直丝弓矫治器以临床冠中心来确定托槽位置。实际上临床冠中心受牙龈状态影响较大，对于牙龈退缩或肿胀的患者，按临床中心法定位托槽则不够精准。为此融合高度定位法与临床冠中心法之长处是相对科学合理的，本章节重点讲解以临床冠中心为基础的高度定位法。

临床冠中心为临床冠长轴𬌗龈向的等分点，临床冠长轴的确定在磨牙一般为两个大的颊尖之间的颊沟，在前磨牙及尖牙位于牙冠颊面正中轴嵴处，在切牙位于牙冠近远中等分处。

1. 下颌磨牙

(1) 垂直向：应当将颊面管粘接在临床牙冠中心。对于下颌 Spee 曲线较深的病例，下颌的颊面管可以往龈向粘接少许，以免在整平下颌 Spee 曲线时，前磨牙伸长。需注意的是，在拔除第二前磨牙的病例中，常出现第一磨牙近中倾斜。因此，在颊面管粘接时，近中应偏龈方，防止磨牙移动过程中近中倾斜（图 4-1、图 4-2）。

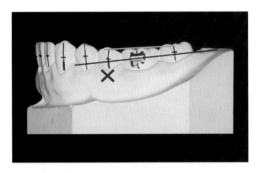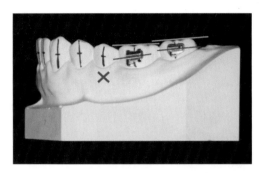

图 4-1　拔除第二前磨牙的病例，颊面管近中偏龈方粘接，防止牙齿近中移动过程中近中倾斜

图 4-2　下颌第二磨牙高度与第一磨牙高度相同或者偏浅少许

(2) 近远中向：如果第一磨牙牙冠形态为方形，颊面管底板近中边缘处应与近中颊尖的轴线一致。如果第一磨牙牙冠形态为梭形，颊面管位置可以适当往远中调整（图 4-3、图 4-4）。

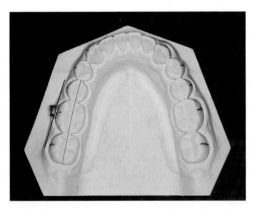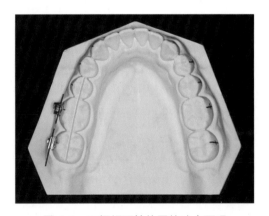

图 4-3　第一磨牙牙冠形态为梭形，颊面管位置正常粘接时，牙冠易产生近中舌侧扭转

图 4-4　下颌颊面管位置的咬合面观

2. 下颌前磨牙　下颌第二前磨牙的临床冠是最具有规律性的，直接粘接于临床冠的中央，托槽的中轴线与临床冠长轴重合。为与上颌尖牙远中边缘嵴建立邻接关系，下颌第一前磨牙托槽槽沟至牙尖距离通常比第二前磨牙多 1mm（图 4-5～图 4-7）。

3. 下颌尖牙　托槽槽沟至牙尖距离与第一前磨牙相同，约 4.5mm。下颌尖牙的托槽允许往𬌗向粘一些，但是切不可往龈向偏离，以免引起𬌗干扰（图 4-8、图 4-9）。

4. 下颌中切牙　下颌四颗切牙托槽高度应保持一致，临床上一般为 4mm，比下颌尖牙托槽高度小 0.5mm（图 4-10～图 4-12）。

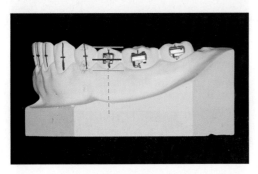

图 4-5　下颌第二前磨牙直接粘在临床冠的中央

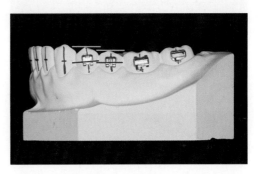

图 4-6　为使下颌第一前磨牙与上颌尖牙远中接触良好，下颌第一前磨牙托槽槽沟至牙尖距离通常比第二前磨牙多 1mm

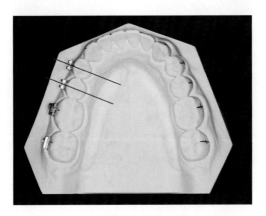

图 4-7　下颌前磨牙托槽位置的咬合面观

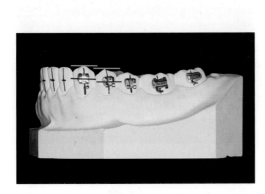

图 4-8　下颌尖牙托槽的高度与第一前磨牙相同

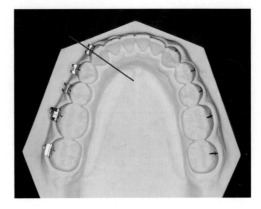

图 4-9　下颌尖牙托槽粘接咬合面观

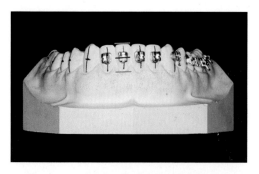

图 4-10　下切牙托槽高度为临床牙冠中心

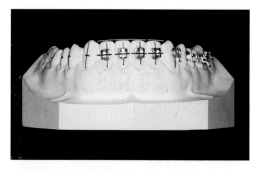

图 4-11　下颌四颗切牙托槽高度应保持一致

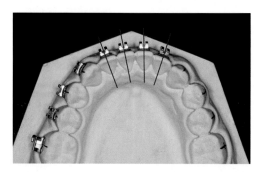

图 4-12　下颌前牙托槽位置的咬合面

5. 上颌磨牙

（1）垂直向：要点是将颊面管与颊尖连线平行或者近中正常粘接、远中偏𬌗向。尤其针对上颌第一磨牙牙轴远中倾斜者，颊面管位置须近中正常粘接、远中偏𬌗向，以起支抗预备作用，防止磨牙近中倾斜、支抗丧失。第二磨牙颊面管粘接高度应比第一磨牙浅，以免上颌第二磨牙伸长，引起前牙开𬌗（图 4-13、图 4-14）。

（2）近远中向：上颌第一磨牙通常呈现近中扭转，因此可以将颊面管底板位置向近中调整。

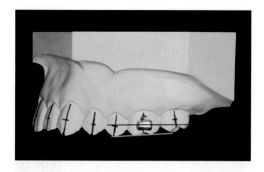

图 4-13　由于磨牙牙轴远中倾斜，颊面管位置近中正常粘接、远中偏𬌗向，防止磨牙支抗丧失

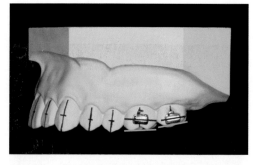

图 4-14　第二磨牙颊面管粘接高度应比第一磨牙偏𬌗向，以免上颌第二磨牙伸长，引起前牙开𬌗

6. 上颌前磨牙　通常先定上颌第一前磨牙托槽，其粘接位置为临床牙冠中心。上颌第二前磨牙变异较大，牙冠偏小。而且牙龈覆盖其牙冠，致使上颌第二前磨牙的临床牙冠较正常短 30%～

40%。因此,上颌第二前磨牙托槽粘接高度可参照第一前磨牙。如果第一前磨牙拔除,第二前磨牙牙冠较小,粘接位置应在临床牙冠中心偏龈向(图4-15~图4-17)。

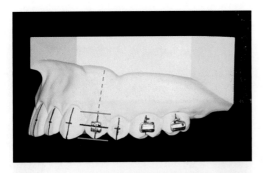

图4-15 上颌第一前磨牙形态较规则,通常先定位上颌第一前磨牙托槽,其粘接位置为临床冠中心

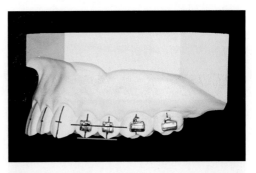

图4-16 上颌第二前磨牙托槽粘接高度与上颌第一前磨牙一致

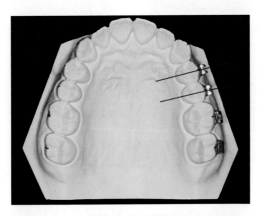

图4-17 上颌前磨牙托槽位置的咬合面观

7. 上颌尖牙 上颌尖牙托槽的高度要比第一前磨牙高1mm,其目的在于上下尖牙建立良好的接触关系,达到尖牙保护𬌗(图4-18、图4-19)。

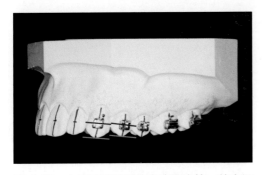

图4-18 上颌尖牙托槽的高度要比第一前磨牙高1mm

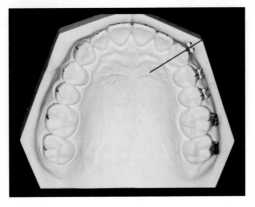

图4-19 上颌前磨牙托槽位置的咬合面观

上颌尖牙磨耗问题多见,一般情况下,假想恢复尖牙牙尖后进行定位。因此,有牙尖磨耗的尖牙托槽粘接位置为临床牙冠中心略偏𬌗向。

8. 上前牙

(1)上颌中切牙:通常上颌中切牙治疗结束时会有一定程度的伸长。同时,为了保护侧切牙,延长中切牙与侧切牙间托槽间距,可将上中切牙托槽位置偏近中粘接,以减轻侧切牙在排齐过程中的不适。因此,建议中切牙的托槽偏𬌗向、偏近中粘接(图4-20、图4-21)。

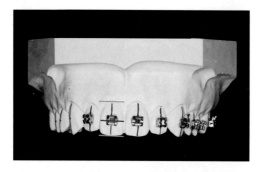 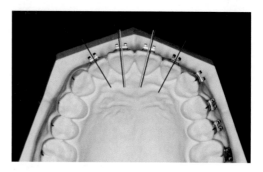

图4-20　建议中切牙的托槽偏𬌗向、偏近中粘接　　　图4-21　上颌中切牙托槽位置偏近中粘接,保护上颌侧切牙

(2)上颌侧切牙:上颌侧切牙牙根较短、牙冠变异较大。在下颌前侧向运动中,易与下颌尖牙之间产生𬌗干扰。故上颌侧切牙托槽的位置应在其临床牙冠中心偏𬌗向(图4-22)。

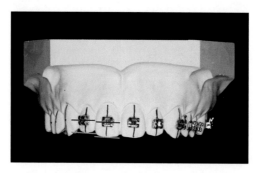

图4-22　上颌侧切牙托槽位置为临床牙冠中心偏𬌗向,避免侧切牙在下颌前侧向运动中受到的𬌗干扰

二、托槽粘接

(一)托槽直接粘接

直接粘接是指用化学固化或者光固化粘接剂将托槽直接粘接在经酸蚀的牙冠表面,是目前临床使用最为广泛的托槽粘接技术。

直接粘接的步骤包括:牙面抛光、酸蚀、冲洗、隔湿、涂布液体粘接剂、托槽定位、光固化等。

1. 牙冠表面预处理　为了达到最大粘接强度,需对牙冠表面薄膜、杂质等进行清理。常用慢速手机、抛光轮、抛光膏清理牙面(图4-23)。

2. 隔湿、酸蚀　隔湿后，用注射器将适量的 35% 胶状磷酸酸蚀剂挤至牙冠表面预粘托槽的位置（酸蚀范围可稍大一圈）。酸蚀时间为 30 秒左右，用气枪彻底冲洗酸蚀剂并配合吸唾器吸引。彻底清理釉质表面后，用气枪充分吹干牙面，使之表现为霜雾状或者白垩色（图 4-24）。

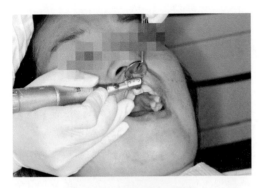

图 4-23　牙面清理、抛光

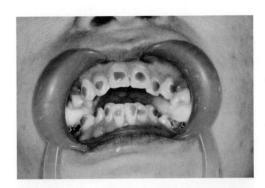

图 4-24　酸蚀

3. 涂布底液及釉质树脂粘接剂　在酸蚀后的牙面上涂布粘接剂底液，随后在托槽底板上涂布釉质树脂粘接剂（图 4-25、图 4-26）。

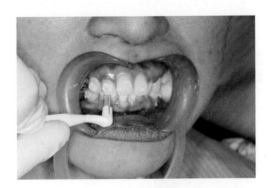

图 4-25　涂布底液

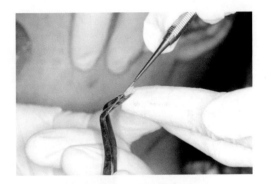

图 4-26　涂布釉质树脂粘接剂

4. 托槽定位　将附有粘接剂的托槽放置于牙齿表面，挤压去除托槽周围多余的粘接剂。按照上节阐述的定位方法进行定位，光固化 40 秒（图 4-27、图 4-28）。

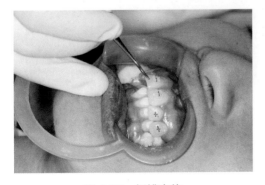

图 4-27　托槽定位

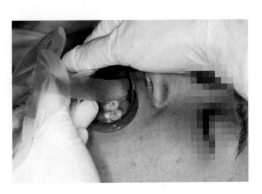

图 4-28　光固化托槽

（二）托槽间接粘接

间接粘接是先将托槽粘接在研究模型上，然后以托盘转移到口内处理过的牙齿表面。与直接粘接相比，间接粘接最大的优点为：托槽定位更为准确，缩短了椅旁操作时间。

1. 取模或翻制模型（图4-29）。

2. 在石膏模型上画出标志线（图4-30）。

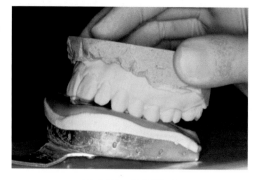
图4-29　翻制模型

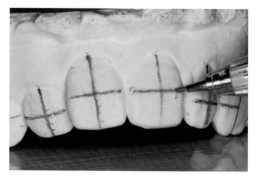
图4-30　在石膏模型上画出标志线

3. 涂分离剂　在牙冠表面均匀涂布一薄层分离剂，便于托槽从石膏模型上取下，同时可以避免托槽底板粘有石膏（图4-31）。

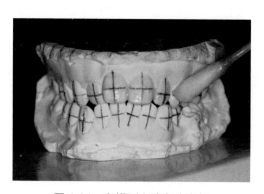
图4-31　在模型上涂布分离剂

4. 托槽定位（图4-32）。

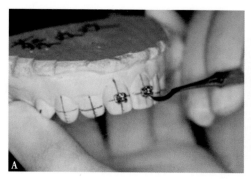
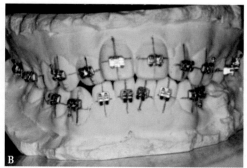
图4-32　托槽定位

5. 注射硅橡胶 将透明硅橡胶材料注射在托槽和临床牙冠表面。注意：硅橡胶要包埋整个托槽表面，避免出现气泡，导致转移时托槽移位（图4-33）。

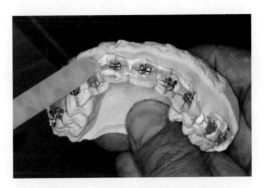

图4-33 在托槽表面注射硅橡胶

6. 制备个别托盘 在热压压膜机上，用1mm透明硬质膜片制备个别托盘。然后，沿着临床牙冠边缘切割。注意：切割时除去倒凹部分。轻轻将托槽从模型上取下，若取出困难，可以将模型放在热水中浸泡20分钟，使其分离（图4-34）。

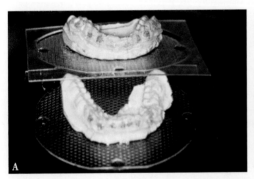
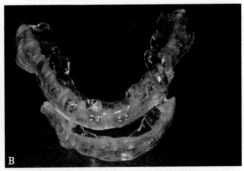

图4-34 用1mm透明硬质膜片制备个别托盘

7. 喷砂处理 将托槽底板表面的分离剂去除，粗化树脂表面，清洗，用酒精棉球擦拭，吹干后备用。如果牙列过于拥挤或者存在较大倒凹，可考虑将个别托盘分段处理，分段粘接（图4-35）。

8. 粘接前准备 抛光牙冠表面、酸蚀、隔湿，在牙冠表面涂布粘接剂底液、托槽底板表面涂布釉质粘接剂（图4-36）。

9. 托盘就位、固化 将个别托盘就位，并施以轻力压迫，光固化20秒。取出个别托盘，继续光固化20秒后，小心取下硅橡胶，粘接完成（图4-37）。

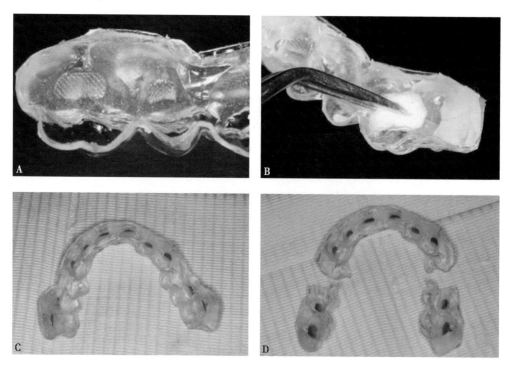

图 4-35　喷砂粗化树脂表面，清洗、酒精棉球擦拭、吹干后备用。存在较大倒凹时，可考虑分段粘接

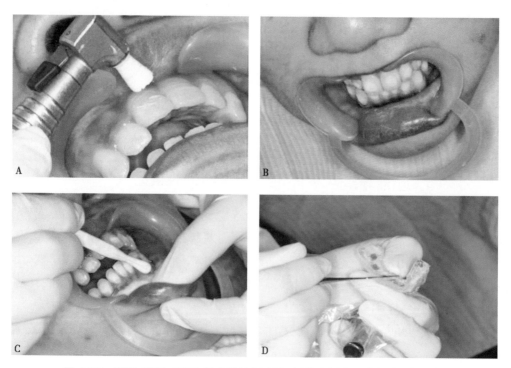

图 4-36　抛光、酸蚀、隔湿、涂布粘接剂底液、托槽底板表面涂布釉质粘接剂

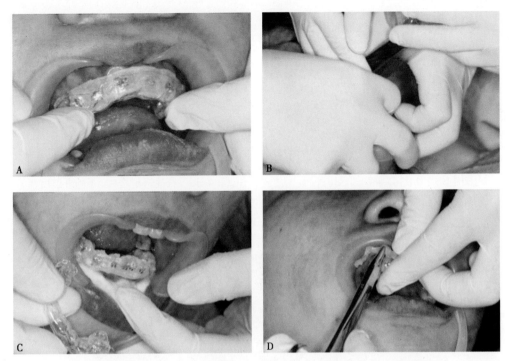

图 4-37　托盘试就位，先光固化 20 秒，取出个别托盘，继续光固化 20 秒后，取出硅橡胶，粘接完成

（陈建明　张先跃）

第二节　弓丝使用序列及注意事项

在直丝弓矫治技术中，弓丝使用一般遵循以下规律：从细到粗、从圆到方、从软到硬。在不同矫治阶段需要不同弓丝序列，为了简化起见，本节将从牙齿排齐、整平与咬合打开、关闭间隙及精细调整四个阶段进行阐述。

一、第一阶段（牙齿排齐）

一般情况下，第一根启动弓丝不宜力量太大，通常为 0.012″ 或者 0.014″ 镍钛圆丝（图 4-38）。力量太强，容易造成某些牙齿伸长，致使咬合间距加大，临床上表现为下颌的顺时针旋转等。

必须指出的是，不宜在前牙间隙不足的情况下将牙齿过快排齐，这样容易造成前牙的唇倾。由于下颌前牙的唇舌侧牙槽骨均较薄，牙根很容易从牙槽骨舌侧穿出（图 4-39、图 4-40）。

第二根弓丝：使用 0.018″ 或 0.020″ 镍钛丝继续排齐牙齿，对于使用自锁托槽的患者，某些错位明显的牙齿可辅助结扎丝来充分排齐牙齿。如果使用双丝系统的托槽（3M 的 SMARTCLIP 托槽、"非凡"的 Bio-Quick 托槽等），也可辅助使用 0.014″ 或者 0.016″ 的镍钛辅弓丝进一步排齐（图 4-41）。

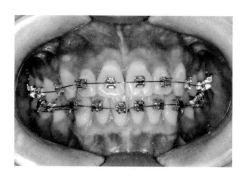

图 4-38　0.014″镍钛圆丝排齐

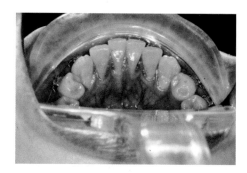

图 4-39　在排齐过程中，下前牙过度唇倾，下中切牙牙根从舌侧牙槽骨穿出

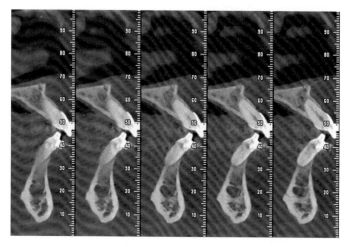

图 4-40　CBCT 影像显示，下切牙牙根从舌侧骨板穿出

　　拥挤病例在排齐过程中，可以引导尖牙或者第一前磨牙向拔牙间隙移动，为前牙排齐提供间隙，防止前牙唇倾（图 4-42）。

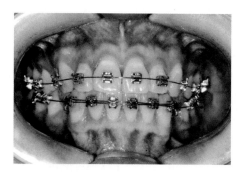

图 4-41　0.016″（上颌）和（或）0.014″（下颌）的镍钛辅弓

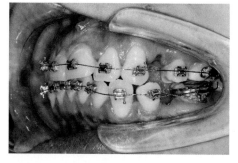

图 4-42　引导下颌第一前磨牙向拔牙间隙移动，为前牙排齐提供间隙

但是，尖牙远中移动过程中，需注意尖牙牙轴的变化。拔除第一前磨牙的病例，尖牙会较快向远中移动。此时，容易造成前牙覆𬌗加深，形成反向的𬌗曲线（图4-43）。

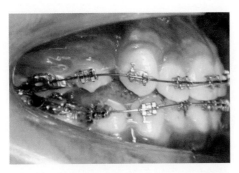

图 4-43　尖牙会较快向远中移动，容易造成前牙覆𬌗加深，形成反向的𬌗曲线

在生物力学章节中已阐述，牙轴纠正需要力偶矩，而该力偶矩的大小则由托槽宽度及力值大小决定。托槽的宽度一般情况下不会变化（除非在治疗过程中更换托槽）；而所加力量的大小则是由牙轴的倾斜情况及弓丝决定的。当牙轴倾斜度不变时，弓丝对牙轴的纠正起到决定性作用。弓丝越粗、刚度越强，牙轴纠正的效果越佳。

因此，0.012″或者0.014″镍钛圆丝纠正牙齿轴倾的效果较差。如果长时间使用该弓丝就可能引起邻近牙齿的不良移动。由于右下第二前磨牙牙体长轴远中倾斜，因此在长时间使用镍钛丝排齐过程中，引起右侧前牙伸长，导致下颌平面的偏斜（图4-44）。

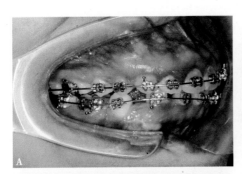
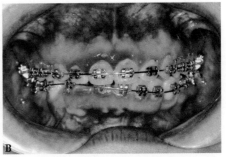

图 4-44　由于右下第二前磨牙牙体长轴远中倾斜，在长时间使用镍钛丝排齐过程中，引起右侧前牙伸长，导致下颌平面的偏斜

二、第二阶段（整平与咬合打开）

在该阶段，通常更换成0.019″×0.025″的镍钛丝或者0.018″×0.025″的镍钛丝。换成粗方丝的目的在于表达托槽的轴倾和转矩，使得托槽槽沟平直化，使一根具有适宜弓丝形状的0.019″×0.025″不锈钢方丝，能够在正确粘着托槽的牙列中被动入槽。如果牙齿本身排列相对整齐或者不太需要牙齿表达转矩，可以用0.018″或者0.020″的澳丝进一步排齐（图4-45）。

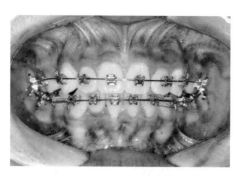

图 4-45　上颌以 0.018″×0.025″ 的 NiTi 丝、
下颌以 0.020″ 的澳丝进行整平上下牙列

但是在牙列整平的过程中需注意以下几个问题：

1. 尽早将下颌第二磨牙加入矫治系统。将下颌第二磨牙加入矫治系统，增加后牙支抗，有助于前牙的压低和覆𬌗的纠正。同时，当弓丝延伸到第二磨牙时，弓丝曲线的深度增加，更有利于下颌牙列的整平（图 4-46）。

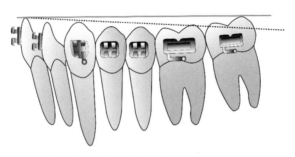

图 4-46　将下颌第二磨牙加入矫治系统，弓丝曲线的深度增加，更有利于下颌牙列的整平

2. 匹配上下磨牙区横向宽度。在整平牙列过程中，经常发现牙弓已经平直化了，但前牙的咬合关系却没有打开。此时应注意上下牙弓磨牙区宽度的匹配。特别是在Ⅱ类病例矫治过程中。当下颌磨牙直立后，后牙咬合高度增加，前牙的咬合就可能打开（图 4-47）。

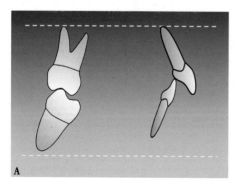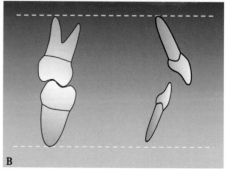

图 4-47　当下颌磨牙直立后，后牙咬合高度增加，前牙的咬合就可能打开

3．避免前牙转矩的过早表达。有的正畸医师喜欢严格遵循弓丝更换顺序,镍钛圆丝排齐之后,更换不同尺寸的镍钛方丝进行整平。该思路对大部分病例是可行的。但是,对于某些病例可能会导致严重的后果。例如,上颌前牙严重唇倾深覆盖病例,如果过早使用方丝,前牙区产生一个顺时针方向的力偶矩,切牙就会产生牙根唇向(冠腭向)移动(图 4-48)。但此时切牙牙冠暂未内收,加上上颌中切牙牙根唇侧表面骨质较薄,很容易出现将牙根移至骨质外的情况(图 4-49)。当前牙转矩较为正常时,使用方丝,前牙无额外的力矩,则不会产生牙根的唇向移动方式(图 4-50)。

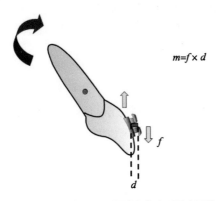

$$m = f \times d$$

图 4-48　上前牙严重唇倾时,如果过早使用方丝,前牙区产生一个顺时针方向的力矩,使切牙发生牙根的唇向移动方式,很容易出现将牙根移至骨质外的情况

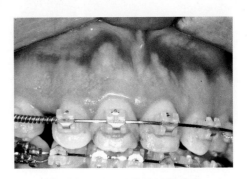

图 4-49　右上中切牙牙根外露

4．防止下颌前牙唇侧倾斜。在整平过程中,下颌前牙除了少许压低外,如果控制不佳,常伴有明显下颌前牙唇倾(图 4-51)。为了避免下颌前牙往复移动,需要控制下颌牙弓长度。

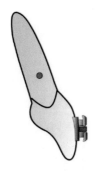

图 4-50　当前牙转矩较为正常时使用方丝,前牙无额外的力偶矩

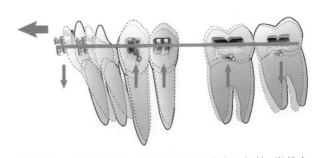

图 4-51　整平过程中,下颌前牙除了少许压低外,常伴有较为明显的唇倾

三、第三阶段(关闭间隙)

到第三阶段,牙列基本排齐整平,接下来的工作就是关闭间隙、调整咬合关系。通常用 0.019″×0.025″ 的不锈钢丝关闭拔牙间隙,并根据面型与骨骼型决定牙齿的移动类型(图 4-52)。

在此阶段要特别注意尽早建立前牙正常咬合关系,例如:前牙正常覆𬌗与覆盖、上下牙列中线、前牙转矩等。前牙一旦建立良好的咬合关系,后牙就能建立起中性磨牙关系。

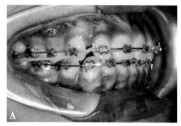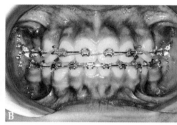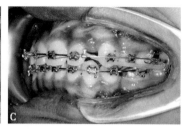

图 4-52　使用 0.019″×0.025″ 的不锈钢丝,辅以 Ⅱ 类牵引,滑动法关闭拔牙间隙

在间隙关闭过程中,应注意上颌前牙转矩控制问题。如果需要上颌前牙较大幅度内收,可以考虑在治疗前选择高转矩托槽或者在弓丝的前牙区加额外的正转矩。例如,如果使用 ROTH 系列的托槽,可以使用 0.019″×0.025″ 的双钥匙曲不锈钢丝(图 4-53)。这根丝可调整性强,既可以用滑动法关闭间隙也可用关闭曲法关闭间隙,同时可对前牙做很好的转矩控制。

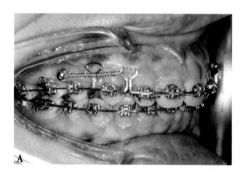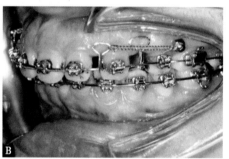

图 4-53　利用 0.019″×0.025″ 双钥匙曲关闭间隙可以加强上前牙转矩的控制

值得注意的另一问题就是颌位,即下颌骨位置关系。髁突的位置将直接关乎下颌运动的稳定性。如果髁突处于关节窝中稳定及可重复的位置,那么下颌骨的空间位置也就相对稳定。在正畸临床检查中如果发现髁突移位,即关节间隙出现异常,关节的形态、结构及大小也出现异常,那就有充足的理由怀疑下颌的功能运动有出现异常的可能性。

需注意:临床上口内检查或者手持模型检查是在正中颌位下进行。有时会发现个体的磨牙咬合关系表现为 Ⅰ 类关系或者 Ⅱ 类关系,甚至是 Ⅲ 类关系,但是装戴矫治器一段时间后,下颌位置会表现恢复至正中关系位的趋势,表现为更加向远中或者后下旋转,磨牙关系更为远中。如果正畸医师不关注颞下颌关节的问题,当患者出现双重咬合或者多重咬合的问题时就会感到困惑,甚至会疑惑为什么做了所谓的支抗控制,可支抗还是丢失了呢?如图 4-54~图 4-56 所示。

治疗结束前要进行颌位的检查,有条件的情况下最好在𬌗架上进行咬合关系检查(图 4-57)。

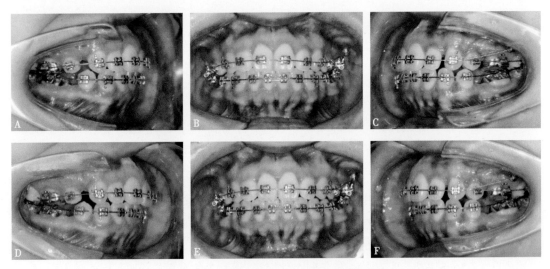

图 4-54 在治疗过程中，出现了双重咬合

A～C 与 D～F 为同一时间拍摄的不同颌位的咬合情况

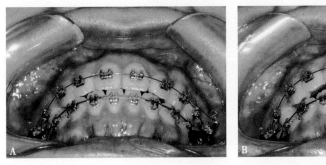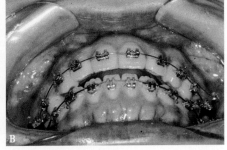

图 4-55 双重咬合时，前牙的咬合情况

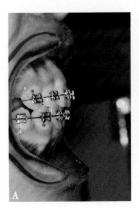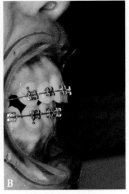

图 4-56 双重咬合时，前牙覆𬌗覆盖关系

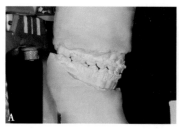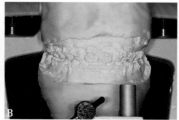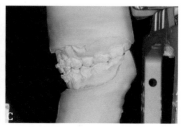

图 4-57　治疗结束前在𬌗架上进行颌位检查

为了改善面型，通常会采用增加支抗的办法，尽量内收上颌前牙。但在内收上颌前牙的同时需要注意上颌切牙与上唇之间的关系。所谓正常的唇齿关系如图 4-58 所示，通常应该上唇位于上颌切牙的唇面，下唇位于上颌切牙唇面切 1/3 左右，下颌切牙的切缘与下唇缘平齐，上下唇自然分开 1～3mm 或者轻轻闭拢。就年轻个体而言，通常个体唇部放松时，上颌切牙的切缘暴露在唇缘线下 2～3mm。

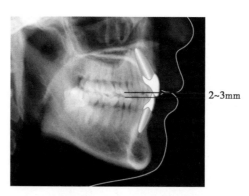

图 4-58　唇部放松时，上颌切牙的切缘
暴露在唇缘线下 2～3mm

在内收过程中，由于钟摆效应，常发现唇齿关系不佳，可以借助口外力或者微种植体进行控制。在压低上前牙过程中需注意轻力，以免导致上前牙牙根严重吸收。

四、第四阶段（精细调整）

直丝弓矫治技术在精细调整阶段之前很少进行弓丝弯制；而在精细调整阶段多数病例需要一定的弓丝弯制。一般使用细的镍钛丝或者 0.016″ SS，也可使用方形麻花丝或者 TMA 丝，同时可以辅助使用颌间短距垂直弹力牵引或者斜行弹力牵引等（图 4-59～图 4-62）。

精细调整是对牙齿尖窝关系进行最后定位，是对牙列的细微调整。在治疗过程中，须对每一阶段进行精心控制，而不是将问题集中到最后阶段进行调整。如果每个阶段都控制得较好，有时可以无需精细调整阶段。特别要指出的是，如果颌位不稳定（CO 与 CR 位不一致），即使通过颌间牵引勉强达到良好的牙尖交错关系，固定矫治器拆除后，颌位也可能很快复发。

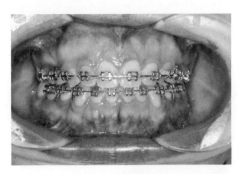

图 4-59　下颌以 0.016″ 镍钛进行尖窝定位

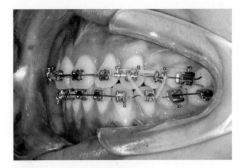

图 4-60　下颌使用 0.016″ 不锈钢丝进行局部弓丝弯制并配合局部垂直牵引进行精细调整

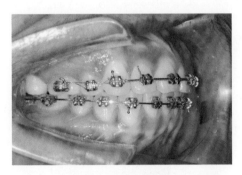

图 4-61　上颌弓丝局部断开，让牙齿自行尖窝定位

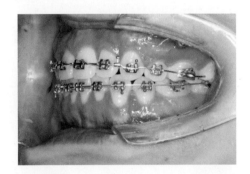

图 4-62　上颌以 0.019″×0.025″ TMA 丝对左侧尖牙进行重新定位

（陈建明）

第三节　病 例 解 析

患者，女，21 岁。

主诉： 牙齿不齐影响美观数年。

病史： 无特殊。

面部检查： 正面左右轻度不对称（右侧大）；侧面凸面型，下颌轻度后缩。

术前面像见图 4-63。

TMJ：可扪及开口初弹响，开口度 38mm，开口型正常。

口内检查： 恒牙列。

磨牙Ⅰ类关系，尖牙轻度远中，覆𬌗 1mm，覆盖 1mm；

拥挤度：上颌 4mm、下颌 3mm；

个别牙扭转，Spee 曲线曲度正常，下中线左偏 1mm；

轻度牙龈炎，34、46、47 龋补。

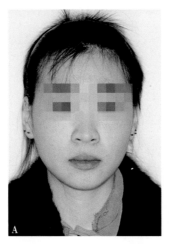
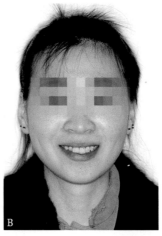
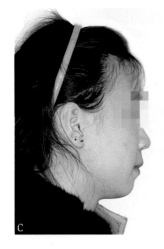
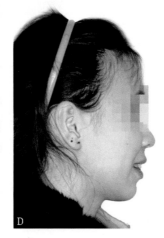
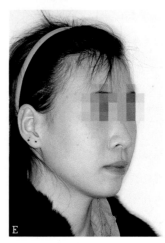

图 4-63 治疗前患者面像

术前口内像见图 **4-64**。

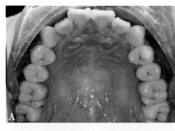
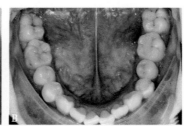
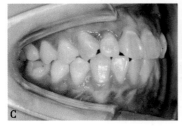
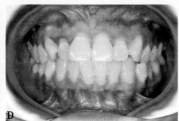
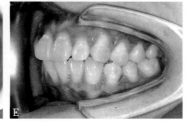

图 4-64 治疗前咬合像

术前曲面体层片：38、48 水平阻生；34 根尖可见阴影，根管内高密度影像（图 4-65）。

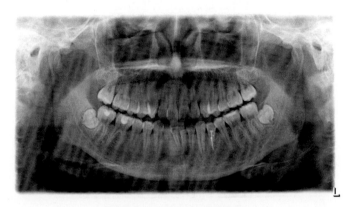

图 4-65　治疗前曲面体层片

头影测量分析见图 4-66、表 4-1。

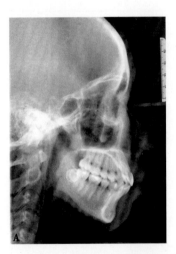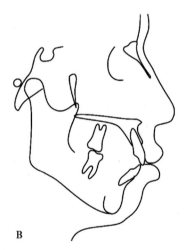

图 4-66　治疗前头颅侧位片及其描迹图片

表 4-1　头影测量分析

测量项目	正常值	术前（2011-02-14）	术后（2013-09-19）
Dental Analysis			
MeGoOcP（°）	14	15	12
Ⅱ（°）	126±8	115	142
Max1-SN（°）	102	99	92
Mand1-MeGo（°）	90	108	90
1up-Npog（mm）	5	11	6
1lo-NPog（mm）	−2.2	10	4
Ls-NsPog'（mm）	−4.1	3	−1
Li-NsPog'（mm）	0.2	6	0

续表

测量项目	正常值	术前（2011-02-14）	术后（2013-09-19）
Skeletal Analysis			
NSAr（°）	123±5	120	121
SArGo（°）	143±6	156	156
ArGoMe（°）	130±7	121	119
Sum（°）	396±6	398	396
NGoAr（°）	52～55	43	43
NGoMe（°）	70～75	78	77
S-Ar：Ar-Go	3：4	42：60	44：63
Go-Me：N-S	100%	104%	103%
SNA（°）	84.8±3.2	83	83
SNB（°）	81±2.2	78	78
ANB（°）	3.8±2.1	5	5
SNGoMe（°）	33±5	38	36

头影测量结果： 骨性下颌后缩，颏部发育不足；下前牙唇倾；上下唇前突。

诊断： 骨性Ⅱ类，安氏Ⅰ类错𬌗；牙列拥挤。

矫治目标： 排齐牙列，保持Ⅰ类咬合关系，维持并尽量促进下颌骨逆时针旋转改善侧貌。

矫治计划： 减数14、24、34、44；排齐上下颌牙列，内收前牙，下前牙适当唇倾代偿颌骨不调；必要时植入MIA增强上颌支抗；建议择期拔除38、48。

治疗过程见图4-67～图4-73。

2011-04-02：以0.014″NiTi丝排齐上下颌牙列，下颌轻力引导尖牙向远中移动，避免下前牙唇倾。

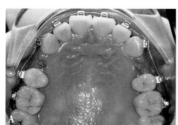
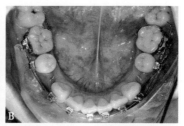
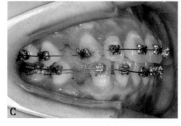
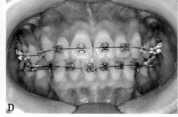
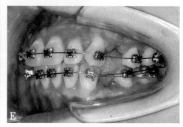

图4-67　上下牙列以0.014″NiTi丝排齐

2011-06-15：上下颌牙列排齐后，将下颌第二磨牙加入矫治系统，有利于下颌牙列整平。同时为避免下前牙唇倾，要注意将下颌弓丝末端紧密回弯。

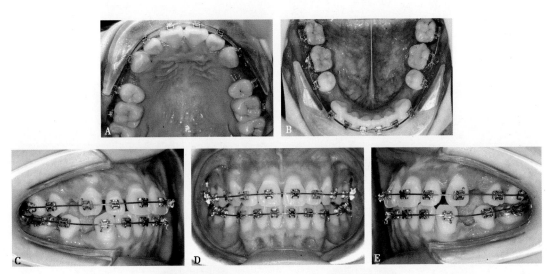

图4-68　将下颌第二磨牙加入矫治系统，下颌以 0.019″×0.025″ NiTi 丝整平

2011-07-19：上下颌以 0.019″×0.025″ 不锈钢丝关闭间隙，在关闭间隙时，要维护好前牙咬合关系，有利于矫治后期建立正常磨牙关系。

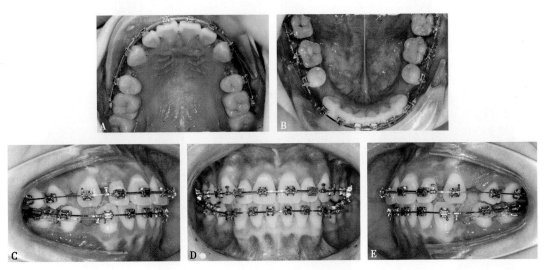

图4-69　上下换 0.019″×0.025″ 不锈钢丝，前牙覆盖小，下颌进行颌内牵引关闭间隙，同时配合Ⅱ类牵引

2011-10-22

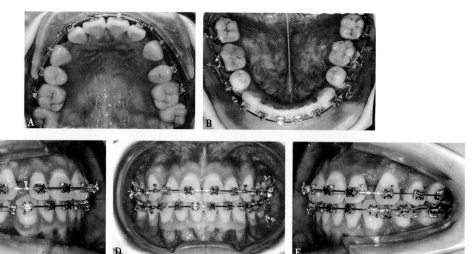

图 4-70 保持前牙咬合关系，继续关闭间隙

2012-08-17

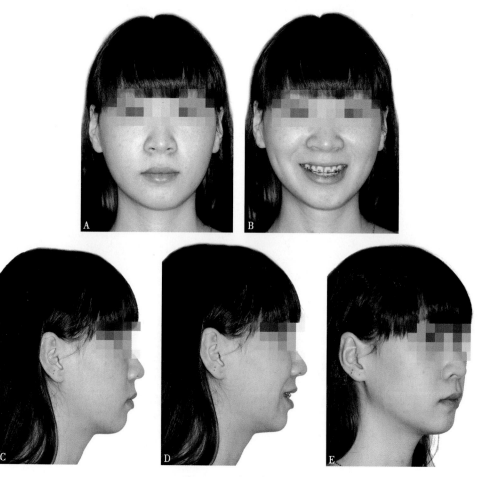

图 4-71 治疗中面像

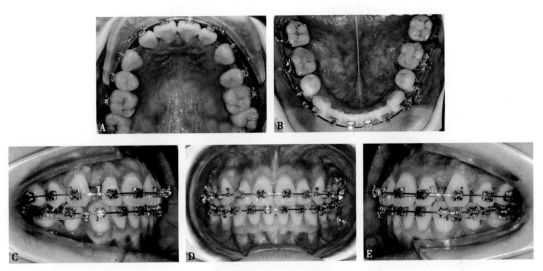

图 4-72　保持前牙咬合关系，继续关闭间隙

2012-10-26：当下颌间隙关闭时，上颌颌内牵引，让上颌磨牙近中移动。关闭上颌剩余间隙，建立正常磨牙关系。

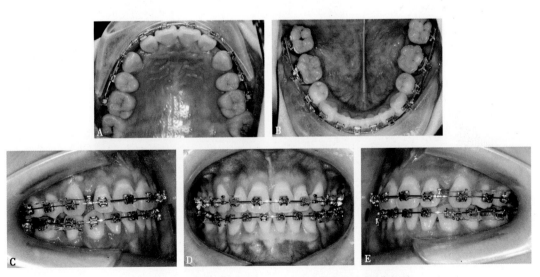

图 4-73　下颌间隙基本关闭，上下颌内牵引关闭剩余间隙

术后面像及口内像见图 4-74、图 4-75。

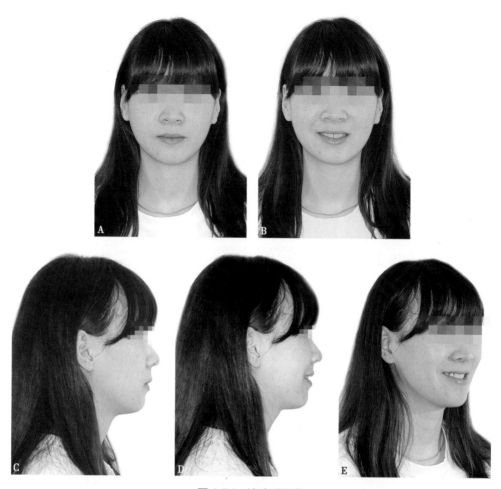

图 4-74　治疗后面像

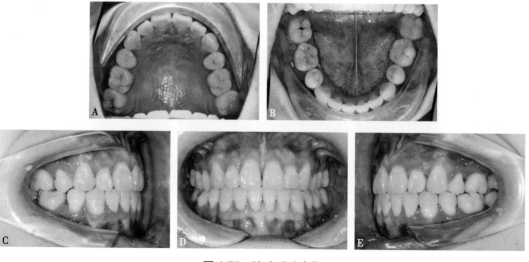

图 4-75　治疗后咬合像

术后曲面体层片：牙根平行，38、48 水平阻生（图4-76）。

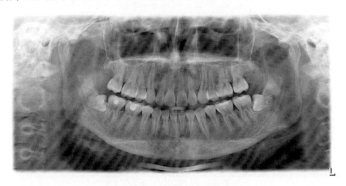

图4-76 治疗后曲面体层片
牙根平行，38、48 水平阻生

术后头影测量见图 4-77。

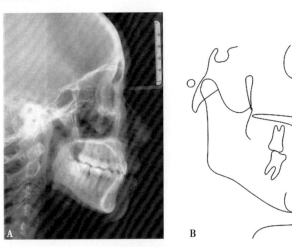

图4-77 术后头颅侧位片描迹

头影测量前后对比见图 4-78，数据见表 4-1。

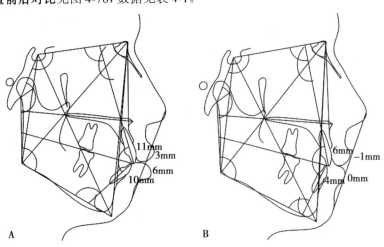

图4-78 术前（A）、术后（B）头颅侧位片描迹

91

重叠图见图 4-79 ~ 图 4-81。

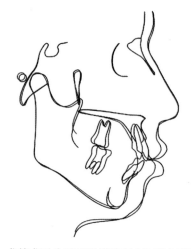

图 4-79　术前术后头影重叠描迹图（前颅底平面 -S 重叠）

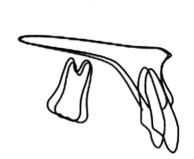

图 4-80　腭平面 -ANS 重叠上颌骨

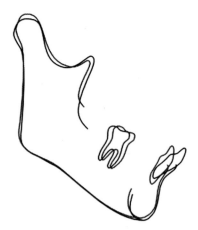

图 4-81　下颌骨下缘重叠下颌骨

（陈建明）

参考文献

1. 陈扬熙. 口腔正畸学：基础、技术与临床. 北京：人民卫生出版社，2012

2. 林久祥. 口腔正畸学. 北京：人民卫生出版社，2011

3. 王震东，陈文静，王林. 微种植体支抗正畸临床应用. 南京：东南大学出版社，2009

4. 许天民，滕起民. Johnston 头影测量技术图解手册. 北京：北京大学医学出版社，2011

5. William GWA Arnett DDS FAC，Richard P. McLaughlin BS DDS. Facial and Dental Planning for Orthodontists and Oral Surgeons. St. Louis：Mosby，2004

6. 傅民魁. 口腔正畸学. 北京：人民卫生出版社，2012

7. Coben SE. The integration of facial skeletal variants. Am J Orthod，1955，41（6）：407-434

8. William R. Proffit，Henry W. Fields Jr，David M. Sarver. Contemporary Orthodontics. St. Louis：Mosby，2012

后　记

　　正畸医师成长之路，是不断修炼与自我完善的过程。初踏进正畸殿堂，面对诸多矫治技术，有种不知所措的感觉。在不断失败中，我们努力总结；在不断总结中，我们继续前进；在前进过程中，我们又碰到新的困难——这也许就是正畸医师临床工作的特点。他山之石，可以攻玉。如果我们借鉴他人失败的经验，细分其产生原因，防止此类错误在自己身上发生，也是一种修炼境界。本书的目的也正在于此。以铜为鉴，可以正衣冠；以人为鉴，可以明得失；以史为鉴，可以知兴替。

　　由于本书编者临床经验尚浅，对正畸认识较为肤浅，难免在诸多方面理解有出入，仍需要不断修正。欢迎广大正畸同仁对本书的不臻和错误之处提出批评指正。

　　非常感谢广东省口腔医院正畸科张君孝主任医师对本书著者的临床启蒙。张君孝主任医师认为，由于下切牙位置局限性，正畸诊疗应从下前牙位置开始，治疗过程密切关注下颌颌位及前牙咬合关系。该理念深深地印于本人的脑海中。同时也得利于广东省口腔医院兰泽栋院长提出的正畸导航系统及面型决定正畸理念。兰泽栋教授认为，面型是正畸治疗的关键，面型改变在正畸治疗之前是可以初步预测的，通过正畸导航可以知道如何通过牙齿移动达到预期的矫治效果。

　　同时，也感谢广州医科大学附属口腔医院正畸科全体医护人员的不断努力，在临床实践中吸取了正畸失败病例的教训，综合了 TWEED 矫治技术、MBT 矫治技术、RW 矫治技术某些理念与操作，编写了《简明直丝弓矫治技术》供正畸同仁参考。

　　正畸之路仍漫漫，我辈需继续求索。

陈建明

2015 年 5 月于广州